JN277098

肥満とメタボリックシンドローム・生活習慣病

［監修］＊井上修二／上田伸男／岡 純

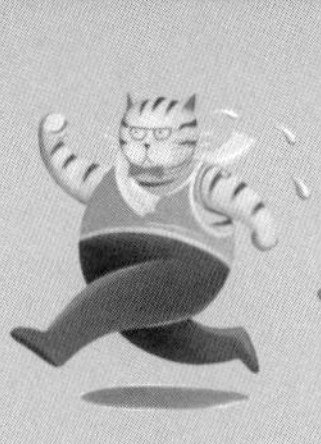

大修館書店

はじめに――肥満が増えた？

ＷＨＯ（世界保健機関）の調査では現在の世界の人口60億のうち、過体重（ＢＭＩ25以上：日本では肥満１度以上に相当）の人は10億人、肥満（ＢＭＩ30以上：日本では肥満２度以上に相当）の人は３億人と推定され、ＷＨＯは、肥満は流行病のように増加しているとして、国際的に肥満対策が必要であると警告しています（ＢＭＩについて、詳しくは「第１章　肥満と肥満症／２　肥満の判定法とその基準／２…ＢＭＩを用いた肥満の判定」39ページ参照）。

ＷＨＯの報告によると、先進国のうちカナダでは１９７８～１９９８年の20年間に、肥満の頻度は男性で６・８％から15・４％と約２・３倍、女性は９・６％から14・４％と約１・５倍に増加しました。１９９０年代以後もなお増加し、２００８年では男女合わせて肥満は23・１％、過体重は36・０％になっています。アメリカでは１９６０～１９９９年の40年間に、男性10・０％から27・７％と約２・８倍、女性は15・０％から34・０％と約２・３倍増加しました。そして、１９９０年代の10年間でもなお８～10％の増加を示しています。２０００年代になって増加傾向はやや止まり、２００５年は男女合わせて肥満33・７％、過体重33・８％となっています。

イギリスは１９８０～２００１年の約20年間に男性６・０％から21・０％と約３・５倍、女性は８・０％から23・５％と約３倍増加し、１９９０年代の10年間でも８％の増加を示し、２００５年では男女合わせて肥満は22・７％、過体重は38・３％となっています。

このような肥満の増加は先進国のみならず発展途上国でもみられる現象です。

ブラジルでは１９７５〜１９９７年の約20年間に、男性３・１％から６・９％と約２倍、女性は８・２％から12・５％と約１・５倍に増加しています。そして、現在も肥満はなお増加し続けていると予測されています。他の発展途上国においても同様な傾向を示しているものと考えられます。

２０００年、日本肥満学会が日本人における生活習慣病の罹患リスク調査から、日本ではＢＭＩ25以上を肥満とする基準を発表して以来、ＷＨＯもアジア人のＢＭＩと生活習慣病罹患リスクを考慮に入れるようになり、ＢＭＩが25〜30を過体重、30以上を肥満と記載し、両者の頻度を健康障害のリスクとして公表するようになりました。

日本・中国や東南アジアのような、もともとＢＭＩ30以上の判定基準によると肥満が少ない国では、２０００年初頭で約３％程度であり、今後もそれほど増加しないと予測されます。しかし、ＢＭＩ25以上の過体重は日本20％台、中国10％台であり、なお増加していくものと予測されています。事実、日本においては最近の「国民健康・栄養調査報告」（厚生労働省）によると、ＢＭＩ25以上の人は２００７年男性30・４％、女性20・２％で、女性50歳以上の成人ではすでに

●図1●……エネルギーの栄養素別摂取構成比の推移

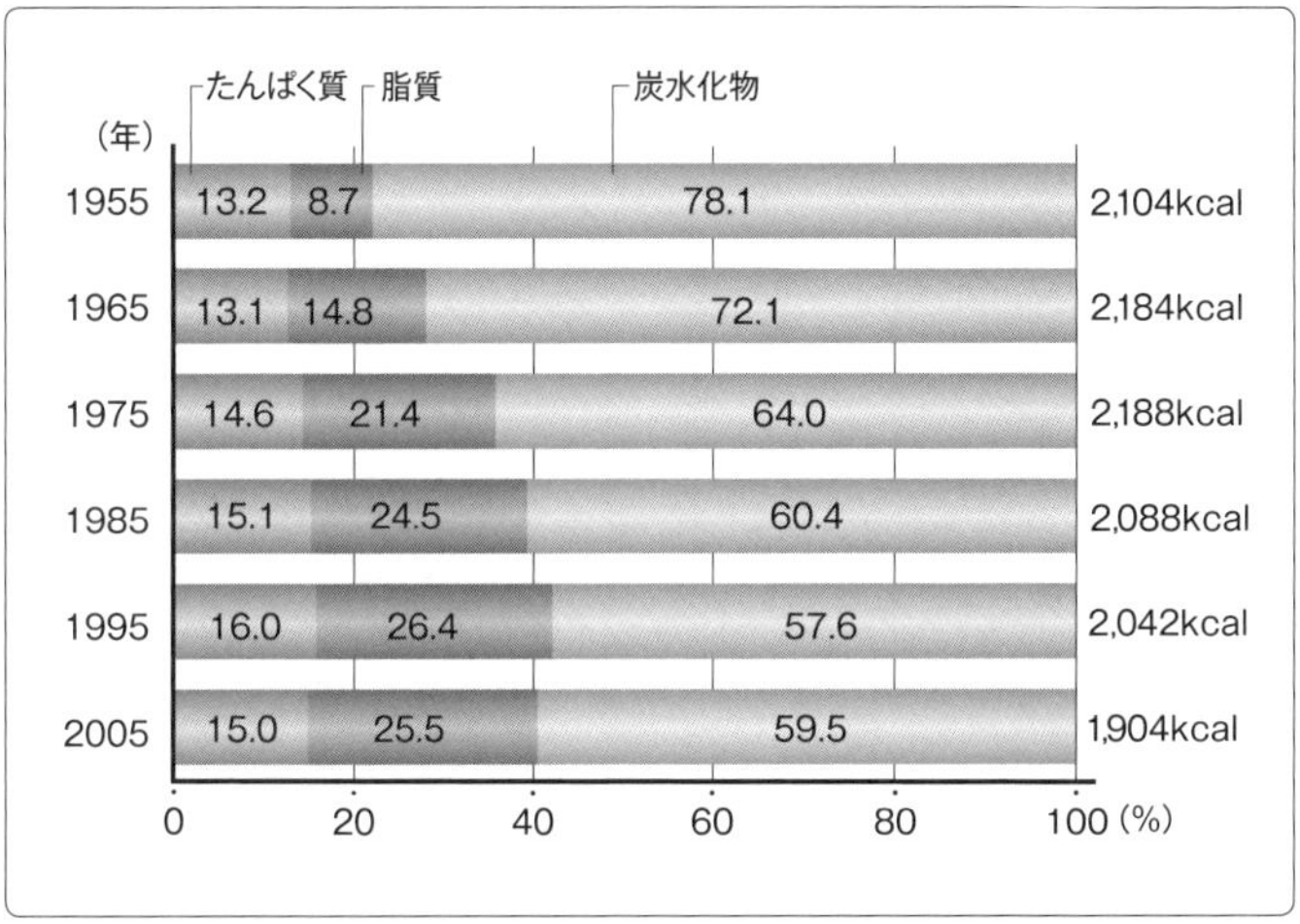

厚生労働省「国民健康・栄養調査報告」

約25%に達しています。

このような、先進国のみならず発展途上国においても、流行病を思わせるような肥満の増加には以下のような原因が考えられます。

肥満の原因には①過食、②食べかたの誤り、③身体活動不足、④遺伝、⑤熱産生障害などがあげられます。重症肥満では過食が主因ですが、多くの疫学研究で肥満の原因として、過食を強調する成績はほとんどなく、通常の生活上もしくはレジャー時間における身体活動不足を肥満の重要原因としてあげています。この消費エネルギー低下は先進国のみでなく、発展途上国でも重要であることが指摘されています。

日本においても図1のように「国民健康・栄養調査報告」の成績によれば、調査開始から約45年間の成人一人当たりの平均摂取エネルギーは、近年むしろ減少気味です。しかし、この間に肥満は男性では4倍、女性では3倍増加していると推定されています。したがって日本においても、身体活動不足が肥満の重要な原因になっていることが理解できるわけです。

消費エネルギーは一般的には60％の基礎代謝、30％の活動代謝、10％の熱産生（通常は食事誘導性熱産生）で構成されていますが、身体活動不足は活動代謝のみでなく基礎代謝も低下させます。このような代謝変動が先進国だけでなく発展途上国でも多くの国で肥満の最大原因になっていることが指摘されています。

その他に、食べかた（eating pattern）の誤り、高脂肪食摂取、夜食、まとめ食い、欠食などの不規則な食べかたが肥満の原因になっていることがあげられます。遺伝もまた肥満の原因に関与することがわかっています。

▼目 次▲

第2章 肥満と生活習慣病……56

肥満の予防と解消編

肥満症の治療編

肥満の基礎知識編

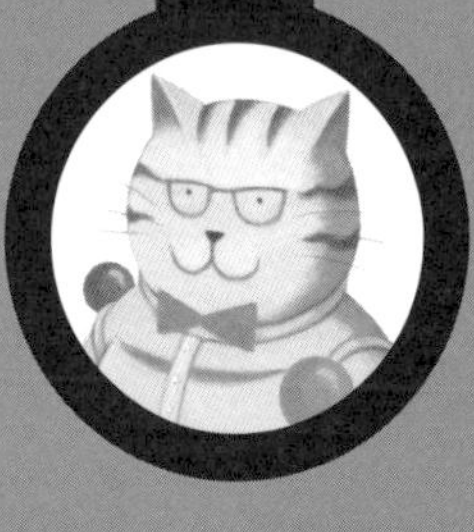

第1章　肥満と肥満症

1　肥満とは

肥満とは体脂肪が過剰に増加している状態を言います。すなわち太っていることです。そして肥満は、単に太っているだけでなく医学的にも社会的にもさまざまな問題を生じることが知られています。肥満であるかどうかは、体脂肪量によって決められることになっていますが、簡単にはかることは極めて困難です。そこで体格指数の一つであるＢＭＩ(Body Mass Index：ボディーマスインデックス)を用いることが国際的にも認められています。日本では25以上を肥満としていますが、国際基準では30以上が肥満です。

1…肥満はどのくらい蔓延しているか

● 図2 ●……肥満比率の国際比較

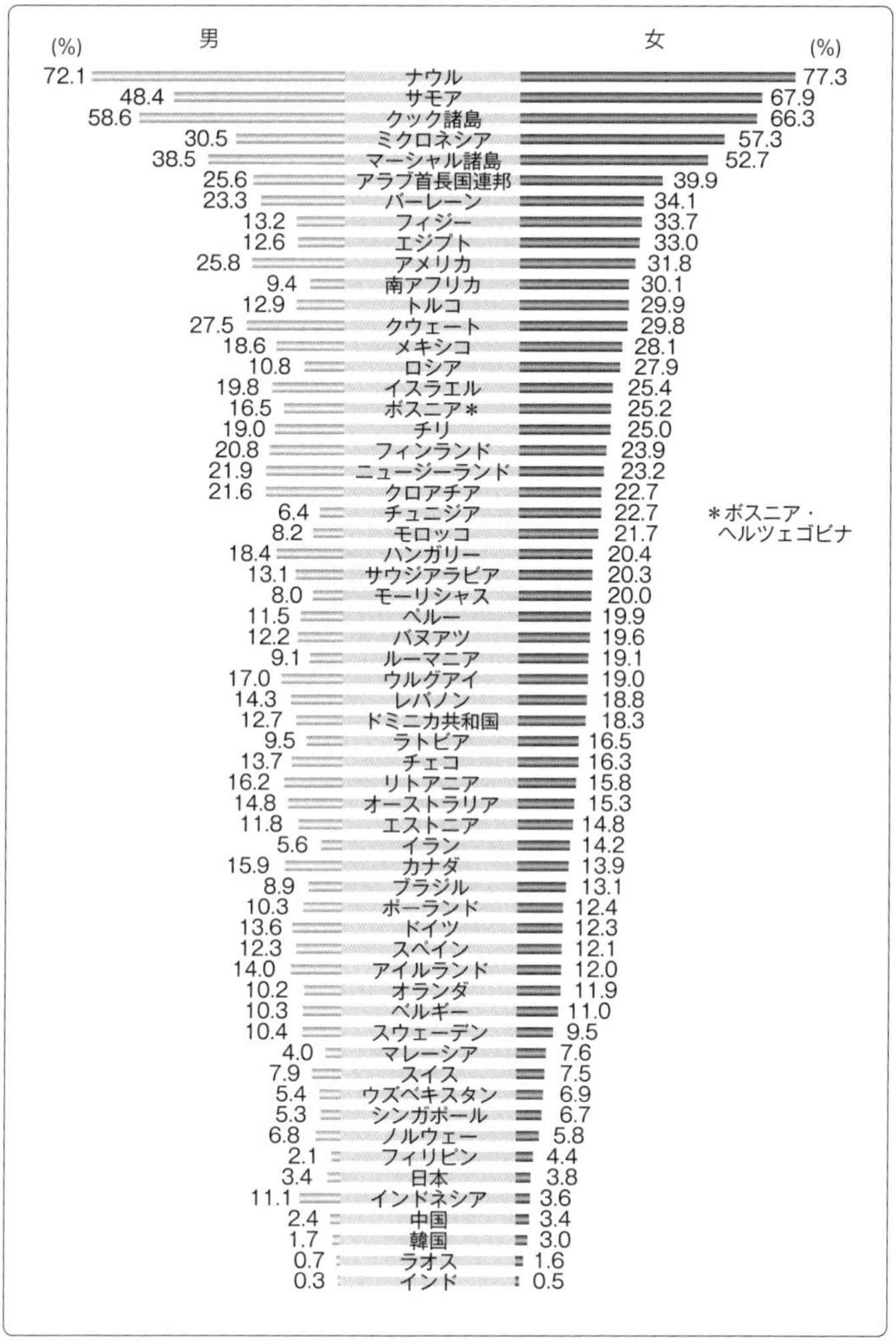

注1　WHOでの肥満の定義はBMI≧30である（15歳以上）。
　2　世界59か国，2004年までの最近年。
WHO, World Health Statistics 2005　日本はOECD Health Data 2004

肥満（BMI30以上）の人の割合が高いところはどこかというと、太平洋南西諸島の住民で、ナウルでは男性72・1％、女性77・3％が肥満です（図2　19ページ）。これに続くのが北米、中南米、東欧、中東、西欧の諸国などです。逆に最も低いのはインドであり男性0・3％、女性0・5％で、日本は男性3・4％、女性3・8％と低いほうに入ります。国際基準による過体重の人は多いのに、肥満の人が少ないのは東北アジア、南西アジアの特徴と言えます。

例をあげるとアメリカは男性25・8％、女性31・8％と高いのに対し、韓国男性1・7％、女性3・0％、中国男性2・4％、女性3・4％と東アジア諸国では低いことがわかります。

肥満者の多寡を決める因子としては、民族的な違いに加え、経済力が大きく影響していますし、生活習慣も大きく関係しています。太平洋南西諸島に肥満の人が多い理由として、もともと遺伝的な要因があって、そのうえに、肥満が尊重される慣習のほか、食事量に比較して活動性が低いことなどが考えられます。

2…肥満者の増加

現在肥満になった人が多い国で、昔から肥満の人が多かったかというと必ずしもそうではありません。欧米諸国でも肥満者が増加してきたのは、この数十年の間です。そして問題はさらに増え続けていることです。日本など東北アジア諸国、南西アジアでも明らかに過体重と肥満は増加しており、世界中に肥満は蔓延し始めています。

アメリカを例にとって説明すると、肥満者が人口比15％以上の州は１９９０年には０だったのが、２００７年（17年後）には15％未満の州は０で、25％以上の州が33州となるなど、極めて短期間に肥満者が増加していることがわかります（図３）。すなわち、わずか17年で各州とも2

● 図3 ●……アメリカの驚異的な肥満の増加

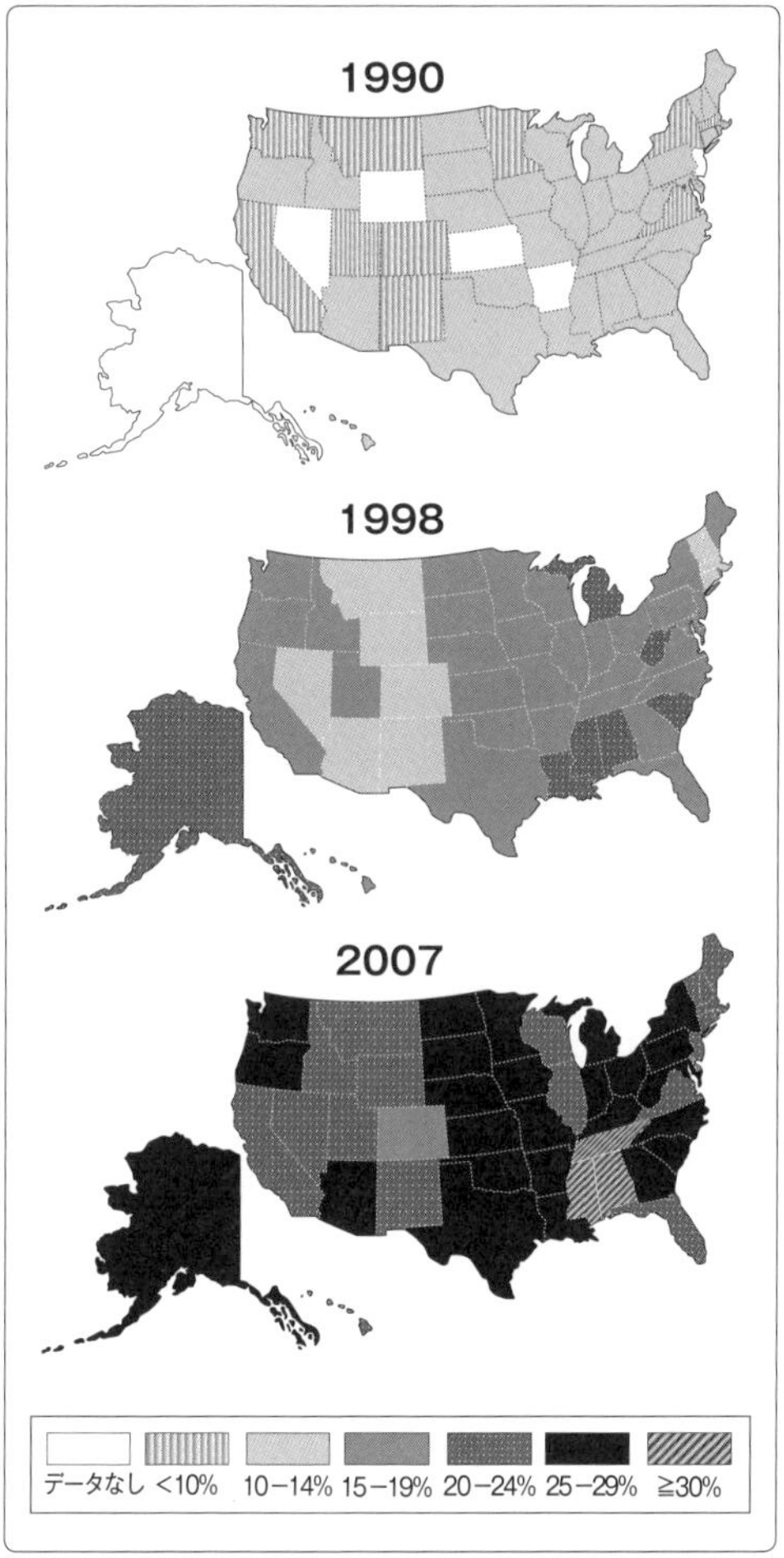

注　州のうち、BMI≧30，あるいは身長5フィート4インチ（約160cm）で30ポンド（約13.6kg）過体重の成人の割合。

行動因子サーベイランスシステム（BRFSS）調査，「アメリカの成人の肥満傾向」アメリカ疾病予防管理センター（CDC）

倍以上肥満の人が増えたことになります。このままでいくと２０３０年には50%を超えるのではないかと危惧されています。

日本でも肥満者(国際基準では過体重者)は増加しており、男性で特に顕著です(図４)。日本の場合はＢＭＩ25以上が肥満です(詳しくは「２…ＢＭＩを用いた肥満の判定」39ページ参照)。肥満者の割合は昭和56(１９８１)年では約15〜20%であったのが、平成13(２００１)年には約30%と倍増、30〜60歳代の男性では各年齢層とも肥満者が３割を占めています。中高年の女性ではその間ほとんど変わらないか、やや増加の傾向です。逆に、若年の女性では肥満者は減少しやせの傾向がみられるのに対し、若年の男性では肥満が増加しており、今後の大きな問題と考えられます。

● 図4 ●……肥満者（BMI ≧25）の割合の年次推移

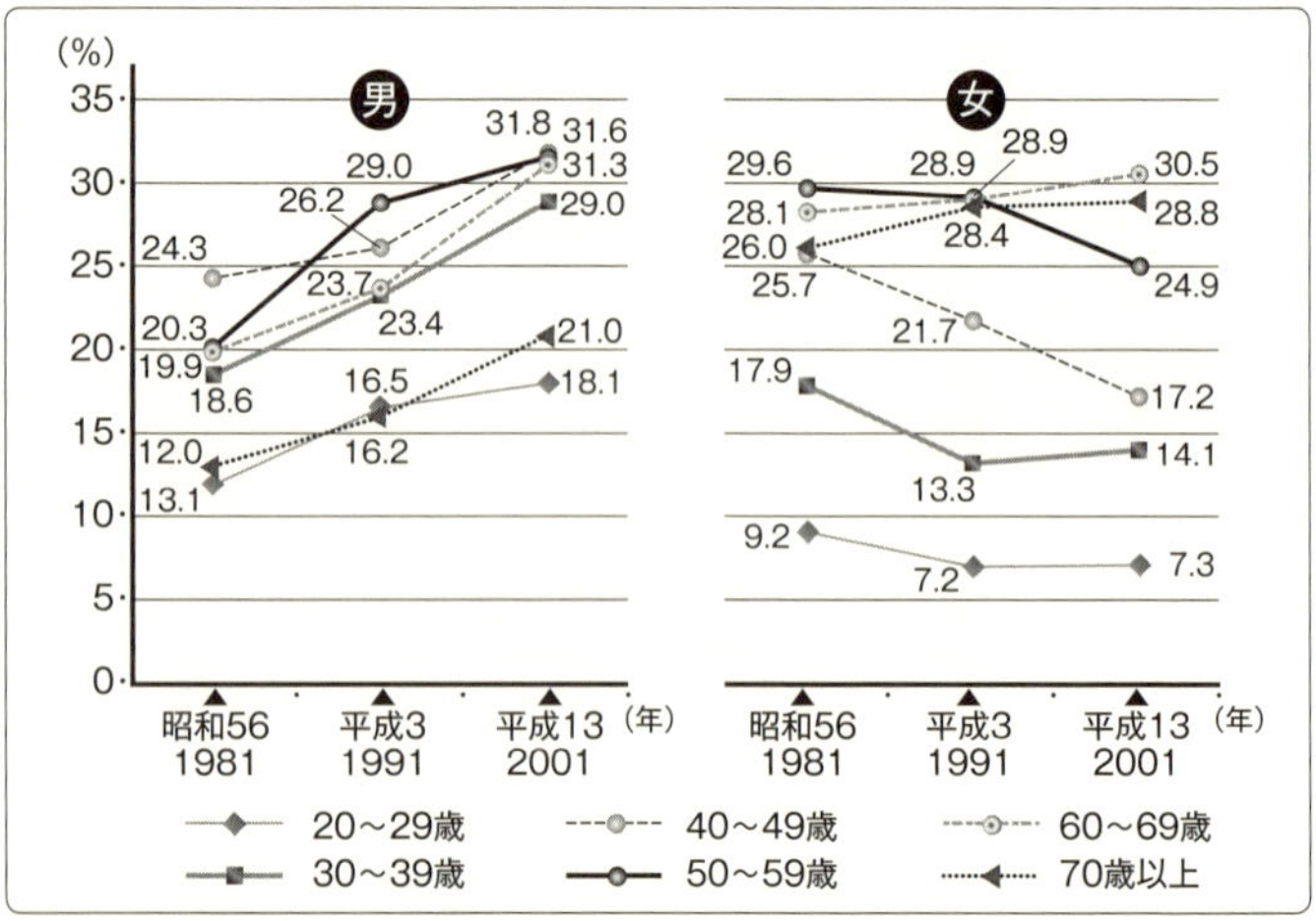

厚生労働省「国民健康・栄養調査報告」

3…どうして肥満になるか

肥満とは体脂肪の過剰な蓄積ですから、太るのは脂肪がたまり続ける原因が存在しているということになります。単純に言うと、摂取エネルギーと消費エネルギーの差が（＋）であれば体脂肪が蓄積し、体重が増え、肥満になります。それが（－）なら体脂肪は減少し、体重が減り、やせます（図5）。

摂取エネルギーは食物を食べる、すなわち、摂食によって得られます。自然の状態ではほかにエネルギー摂取となるものはありません。一方、消費エネルギーはいくつかに分けられます。まず、運動により消費される活動代謝と呼ばれるエネルギーがあります。次に、生命を維持するために必要なエネルギーがあります。脳、心、肺、肝などの臓器機能

● 図5 ●……摂取と消費のバランス

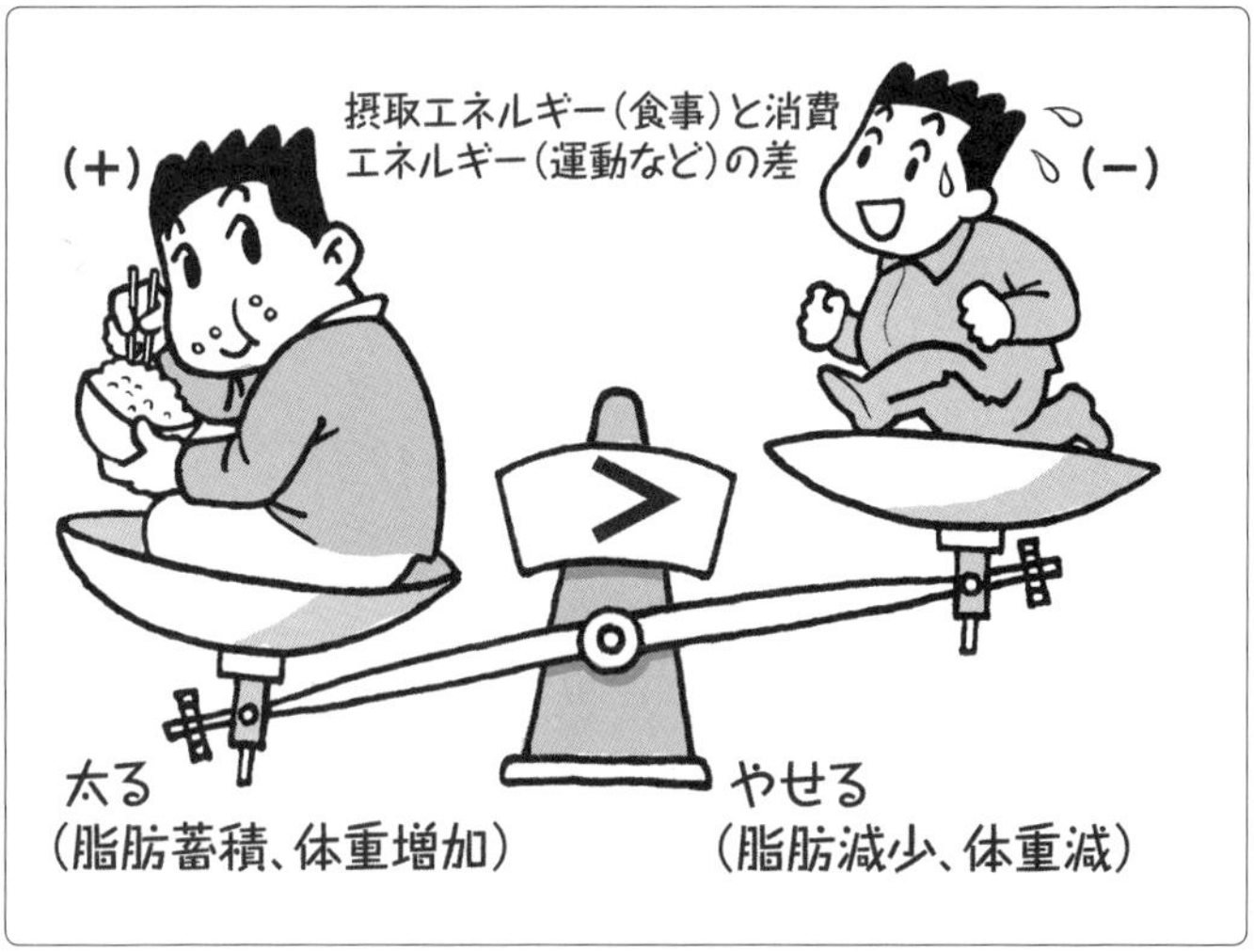

維持のために用いられるエネルギーを基礎代謝と言います。通常、ヒトのエネルギー消費量のほぼ3分の2に当たると言われます。第3のエネルギー消費は非運動性熱産生と呼ばれるものです。代表的なものに、食物の消化・吸収時に発生する食事誘導性熱産生があります。食べ過ぎてエネルギーを過度に摂取するとこの熱エネルギーを増やして放出し、余分のエネルギー蓄積を防ぐ働きがあります。また、寒冷にさらされたときに体温を上昇させる寒冷曝露下熱産生もあります。これら三つの消費エネルギーの総計と、食事の摂取エネルギーとの差を（－）にすれば体重は減ります。

体脂肪は脂肪が80％、残りの20％は水分なので、1kgの体脂肪には800gの脂肪があり、脂肪1gを9kcalで計算すると約7200kcalのエネルギーが含まれています（実際は、肥満組織1kgは7000kcalのエネルギーを含有するとして扱われています）。もし、食べる量が1日20kcal多ければ、1年（365日）で7300kcalになるので、1年で約1kg体重が増える計算になります。逆に言えば、1日20kcal消費エネルギーより少なく食べると、1年で約1kgやせる計算になります。ちなみに20kcalとはピーナツ3粒分です。

4…もともとヒトは太りやすい

人類の祖先や、その祖先である動物は、地球上で生存していくために、食物を確保する必要がありました(図6)。しかし、食物が全くない日が何日も続くこともまたありました。もちろん冷蔵庫のような保管場所はないので、食物にありついたときには、身体の中に脂肪として保管し、食べ物のないときに少しずつ使うことにしました。その保管庫が体脂肪です。さらに食べられない時期が続くと、身体のエネルギー消費量を減らし、体脂肪に保管したエネルギーを少しでも長もちさせるようなしくみを長い時間かけてつくりあげてきました。この働きは遺伝子に組み込まれて、子孫に受け継がれてきました。この遺伝子を倹約遺伝子と言います。

　この倹約遺伝子は、たくさん食べてエネルギーが余ると体脂肪にためこみ、食べ物がないときに大事に使うよう働いています。現代

● 図6 ●……現代人が太りやすいわけ

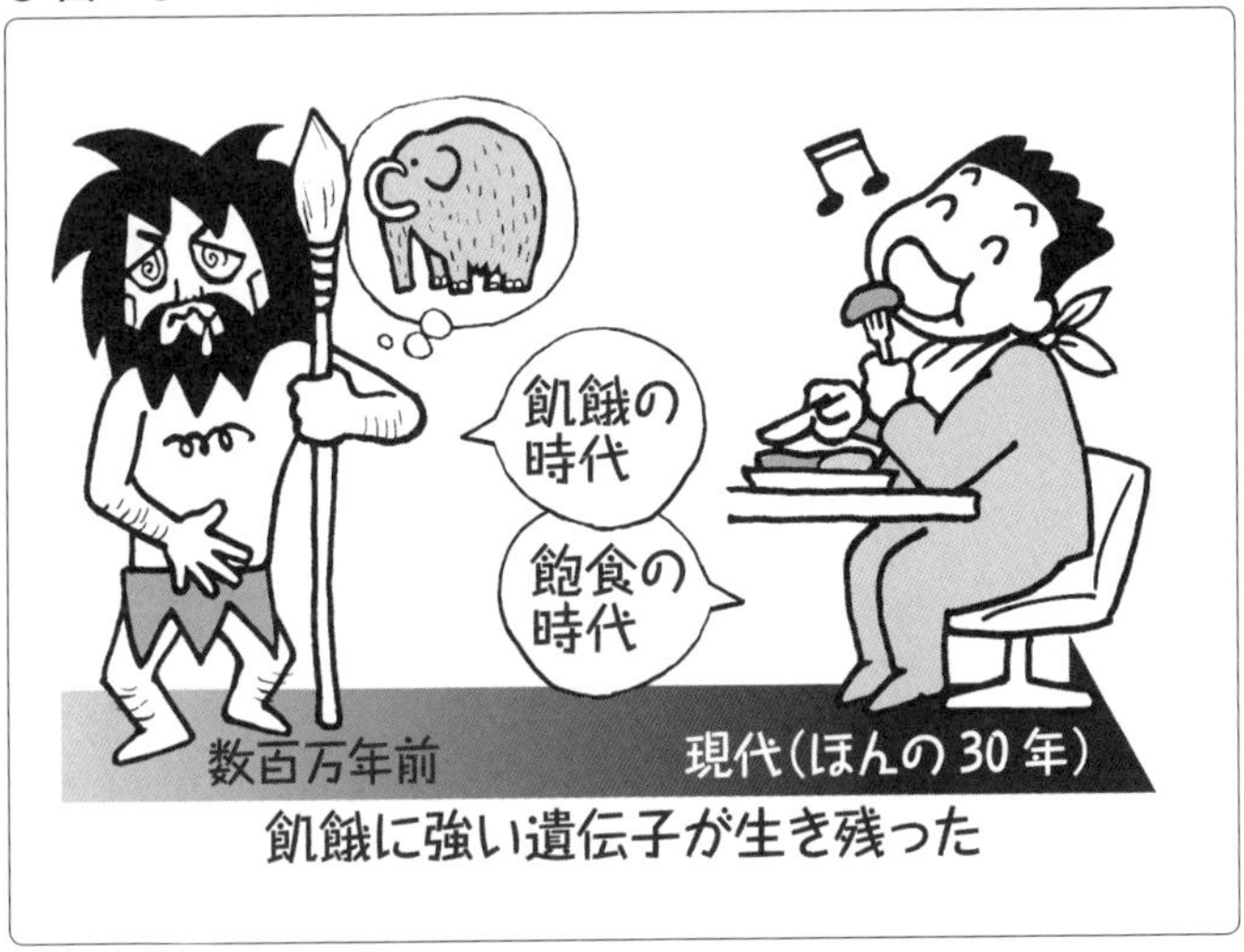
飢餓の時代
飽食の時代
数百万年前
現代(ほんの30年)
飢餓に強い遺伝子が生き残った

の人類はこのような生物やヒトの祖先から受け継いだ倹約遺伝子が最も働いている動物と言えます。そのような人類が、飽食と言われるほどの食物を食べ、車に乗り、座り仕事をするようになってエネルギーを消費しなくなると、体重が増えるのは必然と言えます。

5…人類にとって肥満とは

先に述べたように、ヒトや動物は食物のなくなる時期を生き抜くため、エネルギーを蓄え、倹約して使うシステムを精緻に構築してきました。逆に言えば、そのようなシステムがないかぎり、生き延びていくことができないような時代の連続であったと言えます。

その象徴がウィレンドルフのビーナスです（図7）。オーストリア、ウィーン郊外のウィレンドルフで発見された、紀元前3万年ごろ製作されたと言われる高さ11cmの石像の女神像を言います。この石像の特徴は、臀部、臍《へそ》、乳房が大きく誇張され、外陰部が三角形の形状をしており、母性、女性性を示し、多産、繁栄、豊饒のシンボルとされています。現代と異なり、太古の時代の肥満はおおい

● 図7 ●……ウィレンドルフのビーナス

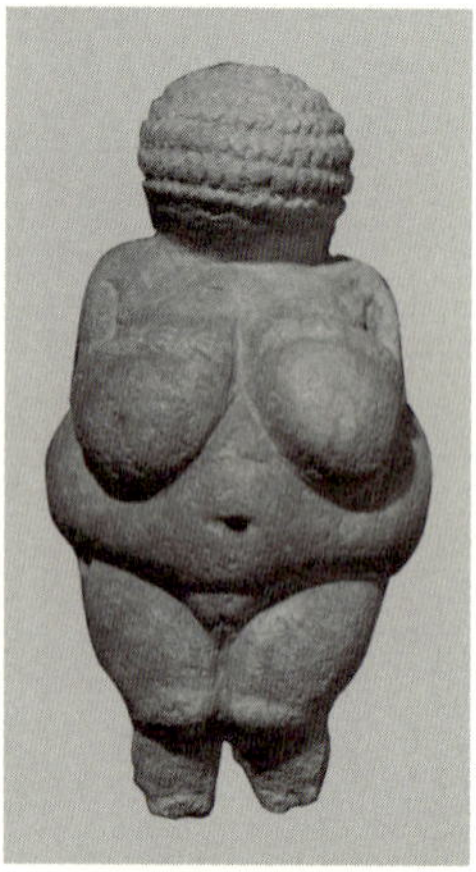

ウィーン自然史博物館蔵
©Ali Meyer/CORBIS

● 図8 ●……病的に肥満した中性の婦人像

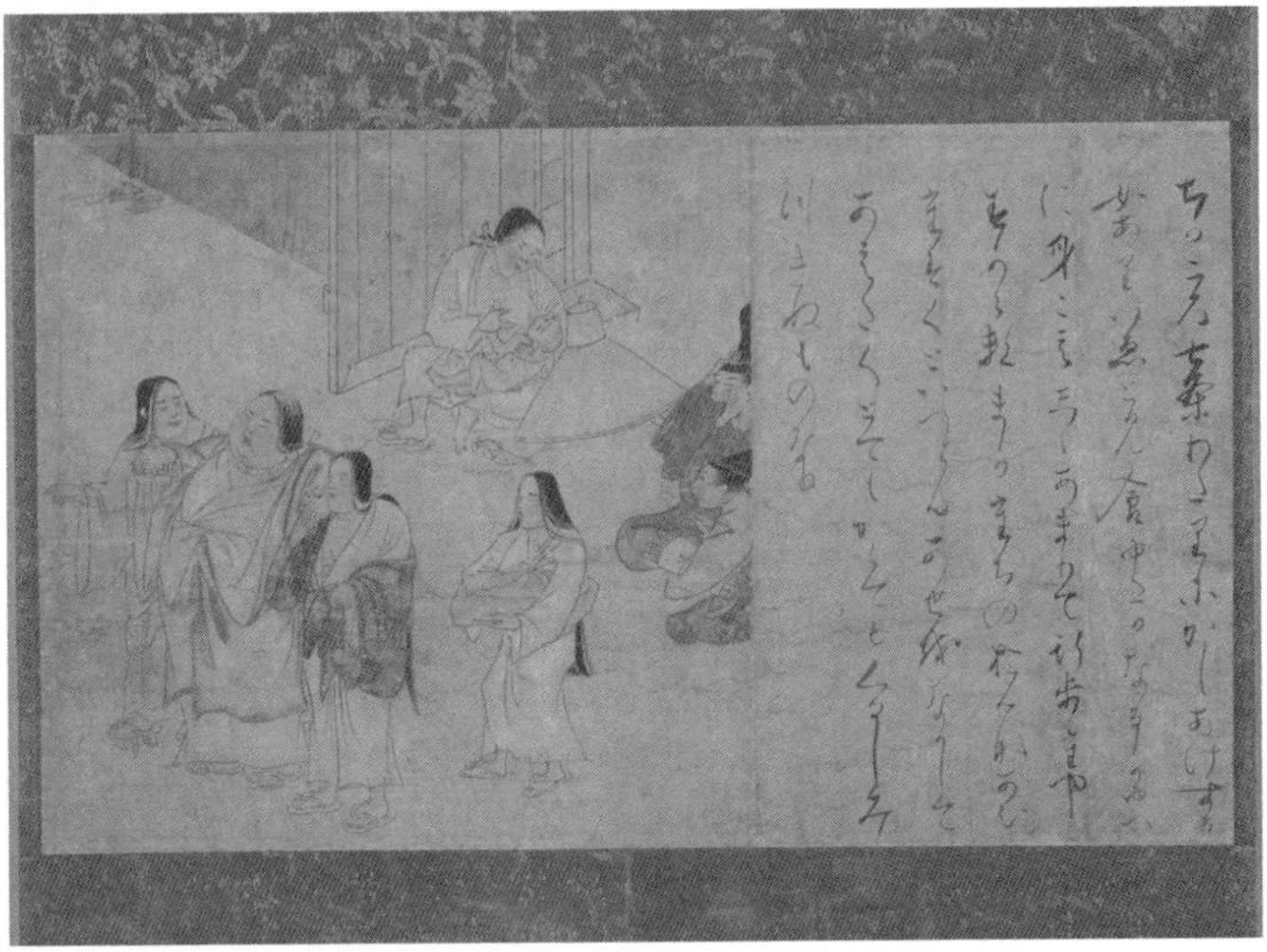

「肥満の女」『病草紙』断簡, 福岡市美術館蔵(松永コレクション)

に尊重され、神として崇められる存在でした。

このような傾向はつい最近まで続いていました。感染症、特に結核が流行し、やせた人、すなわち栄養不足の人が次々に斃《たお》れていく時代にあっては、肥満とは、食物に困らない裕福と健康のあらわれであり、恰《かっ》幅《ぷく》がよいとは褒めことばでした。現在はこのような恰幅のよさこそまさに内臓脂肪型肥満でメタボリックシンドロームの元凶なのですから、時代は変わったものです。

しかし、そのようななかでも肥満を病気として取り扱っている古文書が日本にあります(図8)。平安末期〜鎌倉時代初期の『病《やまいの》草《そう》紙《し》』というそのころ流行した絵巻物に、肥満の女性が両脇を抱えられてやっと歩いている絵が描かれています。この女性は「借上《かしあげ》」という高利貸の一族で、過食、運動不足で太ったのか、何らかの疾患が原因で太った二次性肥満であるかは不明ですが、肥満は病気であることを示した日本における最初の文献の一つであろうと思われます。

『今昔物語集』にも肥満に関係する説話が書かれています。10世紀、平安時代に、藤原氏傍流の公家三条中納言藤原朝成《ふじわらのあさひら》についての「三条中納言水飯を食う」というものです。朝成は大食を続け肥満が著しくなったため息切れし、日常の動作さえも十分できず、勤務に差し障りが出るようになりました。そこで医師を呼び治療法をたずねました。医師は食べる量を減らすために、「夏は水漬け、冬は湯漬けにして食べるとよい」と教えました。ご飯の分量を水で増やして満腹感を得れば食べる量も減り、必ずやせると考えたためです。ところが、しばらくしてまた朝成から、少しもやせないので来て欲しいと言われたので、医師は邸を訪れ食事風景を観察することにしました。すると、朝成の食事は、飯を大盛にして水を掛け、それをかき込むようにして何杯も食べるというもので、結局食べる量は前と同じか、かえって多い食事になっていました。これではやせるわけはないと、医師はその場から逃げ出したという話です。

要するに、いくら1杯分のエネルギー量を減らしても、食べる総エネルギー量が増えれば効果がないという教訓と言えるでしょう。

ヨーロッパでは、16世紀以降、科学的医学の時代となりましたが、そのころは３００kgを超えるような超肥満者は見世物小屋の出し物になっていたこともあるそうです。肥満と浮腫との違いがはっきり認識されたのも、このころとされています。肥満を意味する英語の「obesity」が、１６６０年に出版されたウェルナーの著書に初めて記載されたと言われています。19世紀になるとウッドが、肥満に突然死が少なからずあることを示し、呼吸不全や睡眠時無呼吸を起こすことを記載しています。１８４０年には視床下部に外傷を受け、食欲が亢進し肥満した例（視床下部性肥満）や副腎腫瘍による肥満（クッシング症候群など）も発見されました。

6…メタボリックシンドロームはなぜ注目されるのか？

第２次世界大戦後、欧米諸国では動脈硬化性疾患の一つである心血管疾患の増加が顕著となりました。動脈硬化に最も深い関係があるのは血中コレステロール値であることが、アメリカの有名な疫学研究であるフラミンガム研究など、多くの研究で明らかにされました。このため、コレステロール値を下げることが重要な課題となりました。１９８９年、コレステロール降下薬としてHMG-CoA 還元酵素阻害薬（スタチン）が発売され、血中コレステロール値を低下させることが可能になりました。しかし、血中コレステロールを下げても、心血管疾患の減少は期待されたより少なく、コレステロール以外の何かが動脈硬化に関連していると考えられ「beyond cholesterol」をめざして研究が進められました。その一つが、爆発的に増加していた肥満でした。

１９８０年代後半に、肥満、高血圧、脂質代謝異常という疾患が同時に起こりやすく、かつ心血管疾患を起こしやすいことが明らかにされました。いくつかの複合病態が提案され、これらはマルチプルリスクファクターシンドローム（多危険因子症候群）と呼ばれました。

最初に発表されたのがレーブンによるシンドロームＸであり、肥満には言及していませんが、インスリン抵抗性・耐糖能障害、高ＶＬＤＬ（超低比重リポ蛋白《たんぱく》）血症・低ＨＤＬ-コレステロール血症、高血圧がそろえば、心血管疾患が起こりやすいことが指摘されました。その後カプランによる死の四重奏、デ・フロンゾによるインスリン抵抗性症候群などが次々と発表されました。日本では大阪大の松澤が、ＣＴで内臓脂肪量を測定し、内臓脂肪蓄積が高血圧、糖尿病および脂質異常症（２００７年に日本動脈硬化学会は「高脂血症」あるいは「脂質代謝異常」の病名を「脂質異常症」と呼ぶことに統一）[1]の三つの病態を伴うと心血管疾患発症リスクが高まることを示しており、１９８７年に内臓脂肪症候群と命名しています。これらの共通点はその構成が肥満（特に腹部肥満）、高血糖、脂質代謝異常、高血圧の４つの要素から成り立っていることです。

このあと、マルチプルリスクファクターシンドロームの概念が整理され、１９９８年ＷＨＯが初めてメタボリックシンドローム（metabolic syndrome）の診断基準を発表しました。この基準の診断の必須項目は高インスリン血症またはそれに伴うインスリン抵抗性を重視したものです。その後２００１年には、アメリカのコレステロール教育プログラム（ＮＣＥＰ）から、必須項目を設けない診断基準が提案されました。

ところが、ちょうどそのころ脂肪細胞、特に内臓脂肪細胞から多くの生理活性物質（サイトカイン）が産生・分泌されていることが次々と明らかになりました。１９９０年代にはTNF-α（腫瘍壊死因子α）、レプチンが発見され、ＰＡＩ-１（プラスミノーゲン活性化因子阻害因子１）、アンジオテンシノーゲンなどが脂肪細胞でつくられていることが次々と報告されるようになりました（図９　33ページ）。つまり、内臓脂肪蓄積がメタボリックシンドロームの根源ではないかと考えられたのです。その結果、２００５年には内臓脂肪型肥満を必須項目とする日本の診断基準が発表されました。

しかしながら、現在もメタボリックシンドロームの診断基準については定説がなく、２００９年には欧米で腹囲、高血糖、脂質代謝異常、高血圧などの項目が3項目あれば診断するという、必須項目のない基準も提案されています。

7…肥満の健康に及ぼす影響

古代から中世、近世までの間、肥満は望ましいと考えられていたことは前述した通りです。その時代は栄養失調のため感染に弱く、太っている人のほうがより健康であったのです。しかし、近代、特にこの30年ばかりの間、過食、運動不足による肥満が多くの生活習慣病の原因となり、肥満であるがためにかえって病気になり、生命をも脅かされるようになってしまいました。

過食、運動不足という生活習慣の乱れが生じると、体重が増え肥満になります。つまり、体脂肪が増えるわけですが、体脂肪は皮下脂肪と内臓脂肪に大きく分けられます。その他に、肝臓や筋肉内に脂肪が蓄積する異所性脂肪も量は少ないですが医学的に注目されるようになりました（１６６〜１７２ページ参照）。皮下脂肪は文字どおり皮下に蓄えられる脂肪ですが、増加するとその量は際限なく増えていくので、まず関節や骨がその重さに耐えきれず、変形性関節症や腰痛を起こします。また胸まわりについた脂肪や腹部の脂肪に圧迫され肺が膨らまなくなり、睡眠時無呼吸を生じます。さらに体重が増え続けるとますます脂肪が増え高度肥満（超肥満）になります。高度肥満とは、単に体重が著しく重いということでなく、呼吸不全、心不全、下肢リンパ浮腫、糖尿病、関節障害などを発症し、死に至る重篤な疾患です。

もう一つは、内臓脂肪が増加するタイプの肥満があります。内臓脂肪は門脈を介して肝臓につながっているため、代謝系に大きな影響を及ぼします。脂肪細胞に蓄えられている中性脂肪は分解され、遊離脂肪酸を放出します。放出されたその遊離脂肪酸が肝臓で再合成され超低比重リポ蛋白（ＶＬＤＬ）として血中に放出され、高中性脂肪血症の原因になります。また、処理しきれなかった脂肪酸は、中性脂肪になり、肝臓にたまり脂肪肝となります。

内臓脂肪細胞は、エネルギー源となる中性脂肪をためこむだけでなく、生理活性物質（サイ

● 図9 ●……脂肪細胞がつくる生活習慣病の惹起物質（アディポサイトカイン）と疾患

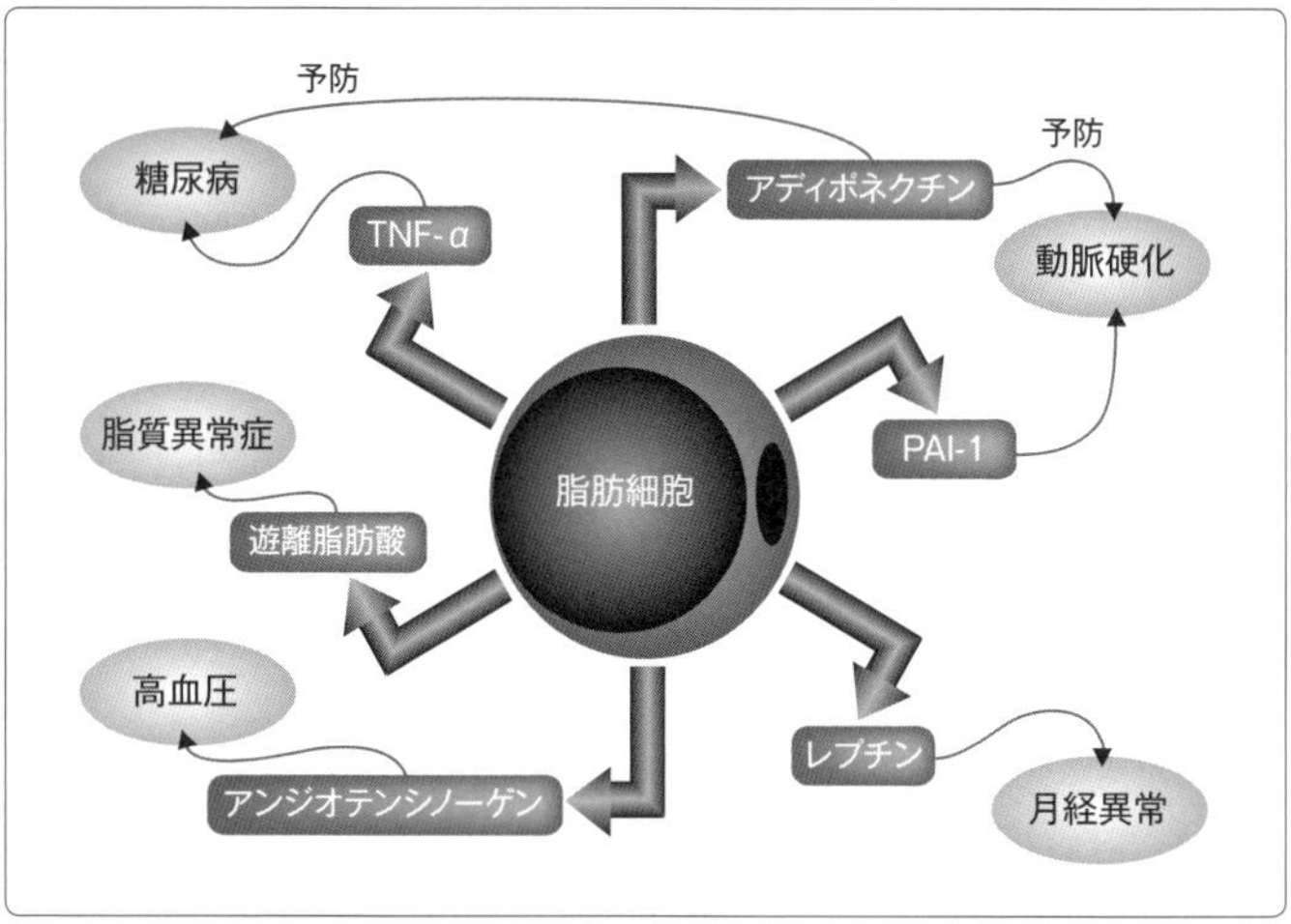

トカイン）を皮下脂肪細胞よりも非常に多く産生・分泌することが明らかになってきました（脂肪細胞から放出される生理活性物質をアディポサイトカインと言います）。このアディポサイトカインには、インスリン抵抗性を生じるＴＮＦ－α、血圧上昇に作用するアンジオテンシノーゲン、血栓の融解を阻害し動脈硬化発症に関係するＰＡＩ－１などが増加することが知られています（図９）。

逆にアディポネクチンはインスリンの働きを強めて糖尿病を予防したり、動脈硬化を予防する働きがありますが、脂肪細胞が肥大すると分泌が低下するので、糖尿病、高血圧、動脈硬化が発症、進行しやすくなります。このアディポサイトカインの異常により、耐糖能障害、高血圧、脂質異常症などが起こったものがメタボリックシンドロームと考えられています。

メタボリックシンドロームに対し、何らかの対策をとらないと、心筋梗塞、脳梗塞などの動脈硬化性疾患が発症するだけでなく、糖尿病の合併症や、脂肪肝から進行すると非アルコール性脂肪性肝炎、肝硬変、さらには肝がんになることもあることがわかっています。ほかにも女性では子宮体がん、乳がん、男性では大腸がんが増えることも知られています。

このように肥満は、単に太ったとか、体重が増えたという見かけだけの問題ではなく、健康の脅威となっていることを十分認識する必要があります。現在の死亡者数が最も多い疾患は悪性新生物（がん）であり、死亡者の約30％と言われています。次に多いのが心疾患、第3位が脳血管疾患ですが、心疾患と脳血管疾患はともに動脈硬化が原因で生じるものです。その動脈硬化を発症、進展させる原因のなかで重大なものが肥満であり、肥満の解消、予防は健康改善のため大きな意義があります。

現代の医学の進歩は、ここ数十年のうちにがんのメカニズムを解明し、がんは治療可能な疾患になると予想されています。ところが肥満は、現代人の食べ過ぎ（過食）と身体活動性の低下（運動不足）など、人間の生活習慣から発生するものですので、その対策は困難ではないかと悲観されています。しかし、生活習慣を変更することができれば、現在の死亡数を半減することが可能と言われています。

2 肥満の判定法とその基準

肥満の問題とは大きく二つ考えられると思います。一つは見ためが悪いという外見的な問題、もう一つの問題は健康障害です。人間としてどちらも大切な問題であると考えられますが、前者の問題を扱うのはビューティサロンあるいは美容外科であるのに対して、医療が扱うのは後者です。目的が異なるので、医療からみた肥満の診断および減量法はビューティサロンのそれとは全く異なります。

しかしながら肥満を本格的に医療が扱うようになったのは、ほんの10数年前くらいからです。それまで肥満とは疾患としてではなく個人的な問題としてとらえられてきた感があって、一部の専門家の間では、「食べたいだけ食べて太った結果、いろいろ不都合が生じたからといって健康保険が面倒をみるというのはそもそも間違っている」との意見があったのも事実です。したがって当時は減量が必要とされる肥満であっても「美しく見える」あるいは「以前の服が着られるようになる」といった基準を中心にしたビューティサロンでその治療の多くがなされていました。それは今思えば医学の基準とはかけ離れたものでした。

肥満とは体脂肪の過剰蓄積によって体重が重い状態であって、長年の肥満状態が重さの負荷によって膝関節や腰の障害をもたらすということは読者の皆さんにも理解できると考えられます。それも肥満がもたらす重要な健康障害の一つです。しかしながら肥満になると、糖尿病、脂質異常症、高血圧といった病気が生じてくること、また減量によってそれらがよくなるという事実は、単に体重が重くなるという理屈だけでは説明できないわけです。そこには体重が重くなるという物理的問題以外の肥満独特の病態が存在するのです。

さらに糖尿病、脂質異常症、高血圧といった病気はそれぞれが心筋梗塞、脳梗塞といった致死的な疾患の危険因子であり、肥満の場合にはそれらが重複してくるので、心筋梗塞、脳梗塞の危険性はいっそう高まってきます。そのような背景のなかで、真に病気として肥満をとらえる必要性が生じ、医学が先頭に立って、肥満に関する科学としての理論を構築することが求められるようになってきたわけです。

1…肥満はなぜ問題か

肥満とは太っている状態であり、古今東西いつの時代にも太っている人は存在してきました。しかしながら、それは疾患としてではなく、背が高いあるいは低いというのと同列の一つの状態としてとらえられていたと考えられます。日本でも戦争などの食糧難の時代を経験した人々の間では、太ることあるいは太れることが健康のバロメーターのように考えられることも

● 図10 ●……沖縄県の平均寿命順位の推移

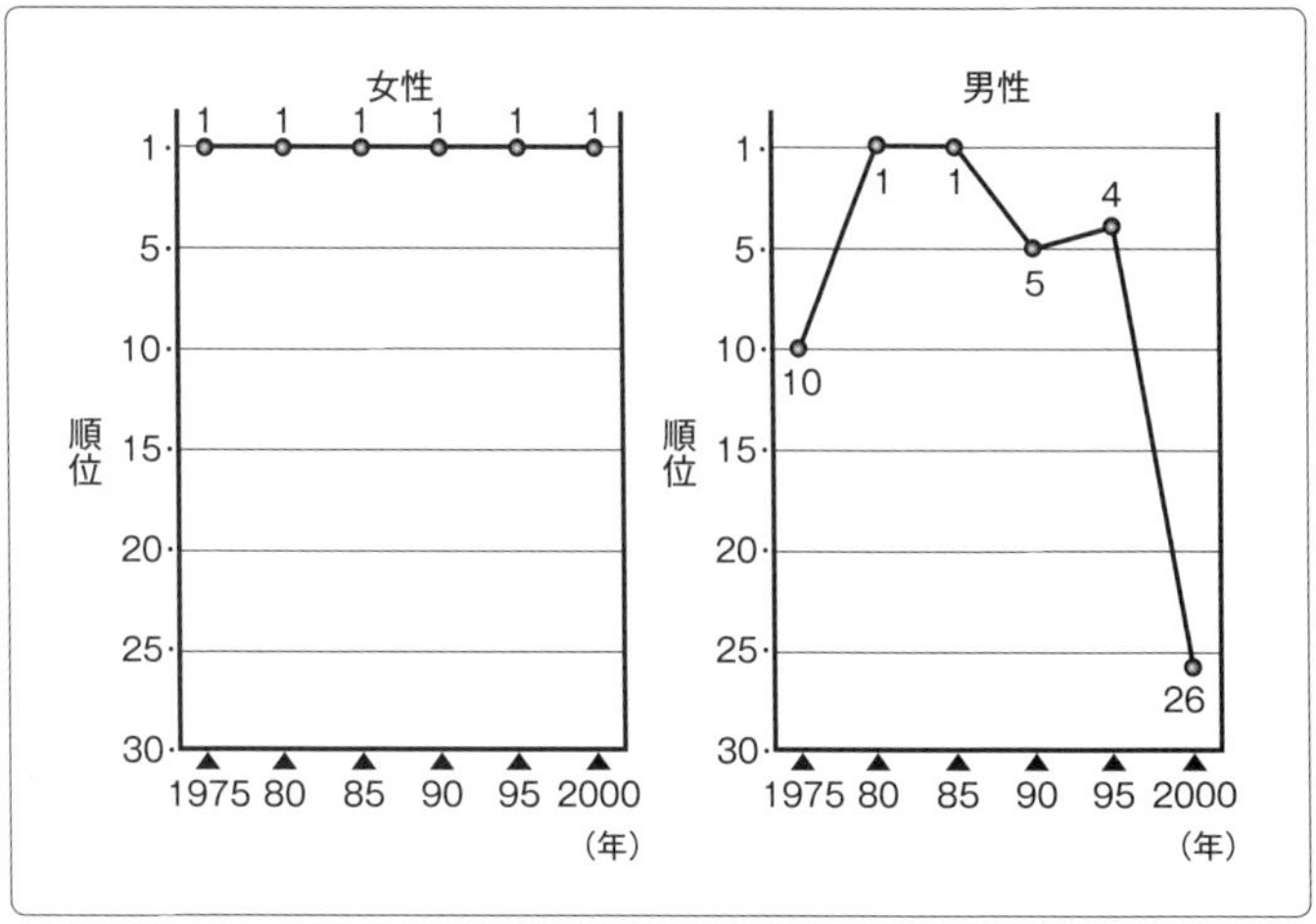

厚生労働省「都道府県別生命表」2000年

ありました。

戦後わが国は豊かな国をめざして頑張ってきたわけですが、いざ食生活が豊かになり、交通機関も発達してくると、過剰なエネルギー摂取と運動不足から肥満が増加してくるようになりました。しかし肥満の増加は決して豊かさの象徴とはならず、糖尿病、メタボリックシンドロームといった疾患の増加という新たな問題が生じてきたのです。なかでもショッキングなできごとは10年ほど前に沖縄県で起きたいわゆる「沖縄クライシス」です。「沖縄クライシス」とは、長年長寿県として日本のトップクラスに君臨してきた沖縄県の男性平均寿命の順位が、２０００年に一気に26位まで低下してしまったことです（図10 37ページ）。

なぜこのような現象が生じたのかというと、沖縄が太平洋戦争後から１９７２年までの27年間、アメリカの施政下にあったことが関係していると考えられています[2]。アメリカからマクドナルド、ケンタッキーフライドチキンといったファストフードが、日本のどこよりも先駆けて沖縄に入ってきたわけです。そのため脂肪の過剰摂取が起こり肥満の増加が生じました。この結果糖尿病、脂質異常症、高血圧といった動脈硬化を起こしやすい疾患が増加し、心筋梗塞あるいは脳梗塞といった疾患で亡くなる人が増加したと考えられるのです。すなわち食生活の欧米化によって肥満が増加したことがその根幹にあったわけです。

このできごとによって、日本ではよりいっそう肥満への関心が高まりました。問題は心筋梗塞、脳梗塞といった病気そのものではありません。というのは、たとえば１００歳の人が心筋梗塞あるいは脳梗塞で亡くなったとしてもそれは社会問題にはならないでしょう。肥満で問題となるのは、そういった致命的な疾患が働き盛りの年齢層を襲い、突然死させてしまうことです。すなわち「沖縄クライシス」でみられる順位の低下につながることなのです。だれでも健康で長生きしたいという気持ちはあるわけで、医療がいろいろな疾患の治療に当たるのも、その根本は健康で長生きしてもらうことを最終目標としています。そう考えると早死のもとである肥満は医療人たちが取り組むべき重要課題であり、現在肥満治療に力が注がれているわけです。

2…BMIを用いた肥満の判定

太っているか、太っていないかを個人の判断に任せると、極めて主観的なものになると思われます。たとえばある人の体格を評価した場合、人によっては恰幅がいいと考え、またある人によっては太り過ぎと感じるかもしれません。しかしながら、医療とは科学的であるべきなので、訪れた医療施設によって肥満であるか肥満でないか意見が分かれるようでは困ります。そこで肥満を医療の対象とするに当たっては、肥満を客観的に定義する必要性が生じます。

すなわち、どの医療施設においても肥満は肥満として共通に認識されねばなりません。それはご承知のように体重だけでは言えないわけです。なぜなら、たとえば体重70kgといっても、身長１５０cmの人と１８０cmの人では全く意味が変わってくるからです。そこで身長を考慮したうえでの肥満の指標が必要となるわけで、現在は医学的な肥満の評価としてＢＭＩという指標が用いられています(図11)。

● 図11 ●……肥満の判定法

$$\mathrm{BMI} = \frac{\text{体重(kg)}}{\text{身長(m)} \times \text{身長(m)}}$$

(例) 身長 170cm, 体重 70kgの人の BMI は

$$\mathrm{BMI} = \frac{70}{1.7 \times 1.7} \fallingdotseq 24.2$$

この指標は、体脂肪蓄積の程度を反映するものとして、世界

◆表1◆……日本肥満学会とWHOによる肥満の判定基準

BMI	日本肥満学会判定基準	WHO判定基準
<18.5	低体重	低体重
18.5≦~<25	普通体重	普通体重
25≦~<30	肥満(1度)	前肥満もしくは過体重
30≦~<35	肥満(2度)	肥満Ⅰ
35≦~<40	肥満(3度)	肥満Ⅱ
40≦	肥満(4度)	肥満Ⅲ

日本肥満学会編集委員会『肥満・肥満症の指導マニュアル 第2版』P. 24, 2001年, 医歯薬出版

基準として用いられているものですが、この計算式からもわかるようにＢＭＩは体重が重くなるほど高い値を示します。ただしこの基準には弱点があって、それは身体についた脂肪量と、筋肉、骨といった要素を区別できないことです。本来、医学的にみた肥満とは、脂肪が過剰に蓄積した状態を言います。しかしながら人によっては、骨太の人あるいは筋肉質の人がいるわけで、骨が太いからあるいは筋肉質であるから体重が重い場合には、医学的には肥満とは言いません。体重と身長のみから算出されるＢＭＩでは、そのことを考慮することができないわけです。すなわちＢＭＩが高いことイコール必ずしも脂肪が過剰に蓄積していることとはならず、骨が太い場合もあるし筋肉が発達した結果である場合も

あるわけです。

したがって、厳密には医学的にみた肥満というものをＢＭＩだけでは定義できない部分もあります。しかしながら基準をあまり細かくしてもかえって混乱を招く結果となるので、現時点では限界を認めながらも、多くの人で当てはめることができるＢＭＩが使用されているわけです。

わが国の肥満研究の中心的役割を担っている学術集団に日本肥満学会がありますが、そこで定義された肥満の基準とＷＨＯの基準を併せて表１に示します。日本肥満学会の基準はわが国の医療人が共通に用いる基準となっており、日本ではＢＭＩが25以上を肥満と定義しています。たとえば身長１７０㎝の人は73kg以上あればＢＭＩが25以上で肥満となるわけです。これは厳しいと感じる人も多いかもしれません。実際欧米諸国ではＢＭＩが30以上を肥満としており、日本よりも肥満の基準がずっと甘いのです。

なぜ日本では肥満の基準が欧米諸国に比べて厳しいのでしょうか？　これには正当な理由があり、日本人はＢＭＩ25を超えたあたりから糖尿病、脂質異常症、高血圧といった生活習慣病の発症頻度がぐんと高まるのです（第２章「３　肥満の合併症としての生活習慣病」63ページ参照）。それに比べて欧米人ではＢＭＩ30を超えないとそのような疾患群の頻度が明らかには増加していません。わかりやすく言うと、日本人は欧米人に比べて肥満という状態に対して抵抗力が弱く、少し太っただけで病気になってしまうと言えます。したがって日本では欧米よりも厳しい基準が設けられているわけです。

3…肥満と肥満症の違いは?

読者のなかには自分のBMIを計算して、自分は肥満だとがっかりされているかたも多いかもしれません。しかし必ずしもがっかりする必要はないのです。何度も述べているように肥満とは体脂肪蓄積の程度を表すもので、そのことがイコール病気ではありません。確かに日本人ではBMI25を超えると糖尿病、脂質異常症、高血圧といった疾患が増えてきますが、一方肥満でありながら何の合併症ももたないという人も多くいます。合併症がない場合にはBMIによって肥満という体脂肪蓄積の程度は表現できても、これを病気として考えるかということについては現在否定的です。肥満を医学的に取りあげるケースは、肥満が原因となる病気があって、それが減量によって改善することが期待できる場合です。具体的には糖尿病、脂質異常症、高血圧といった生活習慣病や睡眠時無呼吸症候群(Sleep Apnea Syndrome：SAS)や関節痛などがある場合です。このような疾患が合併した場合に肥満症という疾患として取り扱うわけです。すなわち、肥満のなかでも疾患として医療の対象として取り扱う場合を肥満症としています。ただ現在、まだ肥満症とはなっていない肥満であっても、肥満を放置しておくと将来的に肥満症となってしまうことは十分考えられるので、もし肥満があれば積極的に減量を心がけることをお勧めします。肥満症の詳細については「3　肥満症の診断法とその基準」（47ページ）で述べられているのでここでは割愛します。

4…腹囲とは

近年腹囲の値が話題になっています。男性では85cm以上、女性では90cm以上を異常値としていますが、このことにいかなる意味があるのでしょうか？　ここでは肥満という考えかたのなかで腹囲の位置づけはいかなるものかについて解説したいと思います。ご存じのかたもいるかもしれませんが、肥満は体の脂肪が主としてつく場所によって、内臓脂肪型肥満（内臓肥満と略して呼ばれることもあります）と皮下脂肪型肥満とに分けられます。これらは読んで字のごとく内臓のまわりに脂肪がたまるタイプと皮下脂肪の多いタイプの肥満です。肥満とは脂肪が過剰についた状態ですが、脂肪がつくことが必ずしも悪いことではありません。そのことを証明するものとして、女性のほうが男性に比べて脂肪が多いにもかかわらず、平均寿命は長いという事実があります。女性の多くは皮下脂肪型であって、皮下脂肪がついてもそれほど健康障害が生じてこないと考えられているのです。一方、内臓のまわりについた脂肪は糖尿病、脂質異常症、高血圧といった疾患の原因になることがわかっています。したがって同じ肥満でも内臓脂肪型肥満か皮下脂肪型肥満かを判定する必要性があるわけです。前述したＢＭＩでは両者の区別はつかないので、そこで腹囲を用いるわけです。現在、男性では85㎝以上、女性では90㎝以上で内臓脂肪蓄積型肥満と判定するということが決まっています。近ごろ話題になっているメタボリックシンドロームとはまさに、内臓脂肪が多く蓄積した結果、糖尿病、脂質異常症、高血圧といった疾患が合併しやすい肥満のことです。たとえＢＭＩで肥満と診断できなくても（ＢＭＩ25未満であったとしても）、腹囲が男性で85㎝以上、女性で90㎝以上ある場合には、上半身肥満あるいは内臓脂肪型肥満として医学的に問題となります。実際メタボリックシンドロームの診断には腹囲が重要であって、ＢＭＩはメタボリックシンドロームの診断基準には入っていません。しかし、のちに述べる特定健診にもとづくメタボリックシンドロームの診断基準では、ＢＭＩも考慮しています。ＢＭＩが正常でも腹囲が異常値であればメタボリックシンドロームと診断される基準になります。現在は、腹囲で判定される上半身肥満（腹部肥満とも呼ばれます）のほうが、体脂肪蓄積の指標であるＢＭＩで判定される肥満よりも生活習慣病のリスクが高いと考えられています。以上をまとめると、ＢＭＩとは体脂肪の蓄積の程度を表現したもの、腹囲とは脂肪のつきかたを表現したものと言えるわけですが、どちらも生活習慣病のリスクになるものと考えられています。この二つの要素を考慮に入れて肥満が医学的に判定されているわけです。

余談ですが、現在の腹囲の基準については変えるべきだとの意見が多くあがっています。問題の一つには身長が考慮されていないことがあげられるでしょう。たとえば身長150cmの人でも180cmの人でも同じ基準を使います。普通に考えると、身長が高くなればウエストも大きくなるわけですから身長も考慮すべきだと考えるのは自然でしょうし、実際考慮すべきであるとの意見はあります。またもう一つの問題として現在の基準は男性に厳し過ぎて女性に甘過ぎるとの見解があることです。世界的にみても男性より女性のほうが大きい値を用いているのは日本だけであって、通常は男性のほうが大きい値を用いています。この違いは、日本では上半身肥満と内臓脂肪型肥満をほぼ同等の決め方をしたために生じた問題です（64～65ページ参照）。実際日本ではこの基準を用いることで、男性では異常値を示す人が多過ぎ、女性で異常値を示す人はかなり少ない結果となっています。

5…減量の重要性

肥満があると医者はまず間違いなく「減量しましょう」と言うはずです。なぜでしょうか？読者の皆さんは、「そんなこと当たり前だろう、やせれば糖尿病だって高血圧だってよくなるんだから」と答えられるでしょう。確かにその通りです。糖尿病、脂質異常症、高血圧といった病気は減量することでとてもよくなります。しかし、読者のなかには、「なにも苦労してやせなくても糖尿病、脂質異常症、高血圧は薬で治療すればいいのではないか」、「食べたいものを食べてその代わり薬をきちんと飲めばいいのではないか」と考えるかたもいるかもしれません。ところがそうは問屋がおろさないのが肥満なのです。肥満を氷山にたとえると、糖尿病、脂質異常症、高血圧といった病気は水面上に出ている氷山の一角に過ぎず、水面下にはそれを上回る大きな問題が存在しているのです。それはインスリン抵抗性という病態です（第２章「3　肥満の合併症としての生活習慣病／2…肥満の合併症①糖尿病」67ページ参照）。

肥満の根幹にはインスリンの働きが低下するインスリン抵抗性（68ページ参照）という病態があって、その病態こそが心筋梗塞、脳梗塞の原因であると考えられています。したがって薬を飲んで、血糖、コレステロール、中性脂肪、血圧などの値を正常にしても、それは氷山の一角をよくしただけで、水面下に存在するインスリン抵抗性という病態は根本的には改善することができないと言われています。すなわち肥満の終末にある心筋梗塞、脳梗塞といった致死的な病気は抑えられないと考えられています。現時点で、このインスリン抵抗性というやっかいな病態を根本的によくする手段は、減量するしかないと言っても過言ではないのです。だから医者は減量しろとやかましく言うわけです。

本節で述べたことを最後に簡単にまとめてみます。医学的見地からは体脂肪の蓄積が過剰である肥満とはＢＭＩ25以上を言います。腹囲が男性で85㎝以上、女性で90㎝以上ある場合には上半身肥満（日本では上半身肥満と内臓脂肪型肥満はほぼ同等です。64～65ページ参照）と定義します。ただ、前にも述べましたように、内臓脂肪型肥満（腹囲でも判定できます）のほうが、ＢＭＩにもとづく肥満よりも生活習慣病にかかるリスクが高いのです。内臓脂肪型肥満はＢＭＩにもとづく肥満よりも心筋梗塞、脳梗塞といった致死的疾患で若くして命を落とす危険性が高くなります。それを予防する最も適切な対応は内臓脂肪型肥満でもＢＭＩにもとづく肥満でも減量であり、また逆に減量以外にはないのです。読者の皆さんはこのことをふまえて、現在肥満でないかたは肥満にならないように、またすでに肥満であるかたは減量に努力していただくことを願うものであります。

3 肥満症の診断法とその基準

肥満は糖尿病、脂質異常症、高血圧、動脈硬化症など多くの生活習慣病の基盤となっていること、これら合併症は内臓脂肪の蓄積が重要であり、脂肪組織はいろいろな病気につながるアディポサイトカインを分泌する臓器であることがわかってきました。これらの知見をふまえ、日本肥満学会では肥満症の定義、診断、分類をおこなっています[3][4][5]。

1…肥満症の定義

前にも述べたように、体脂肪の蓄積の程度で判定する肥満（ＢＭＩで判定）は高血圧、糖尿病、脂質異常症、動脈硬化症などのリスクを高める状態です。しかし、その肥満の程度の高い人が糖尿病などの合併症を伴うとはかぎらず、健康障害を全くもたない肥満者もいます。近年、肥満の合併症は必ずしも肥満の程度とは一致せず、どこに脂肪が蓄積しているかという体脂肪分布が重要で、内臓脂肪型肥満が代謝異常と密接に関連することも明らかとなっています。

１９７０年代、体のどの部分に脂肪が蓄積すると合併症を起こしやすいかという研究が世界中でおこなわれました。ウエスト（Ｗ）とヒップ（Ｈ）の比（Ｗ／Ｈ比）によって肥満を分類し、Ｗ／Ｈ比の高い上半身肥満がＷ／Ｈ比の低い下半身肥満に比べて糖尿病や動脈硬化症を発症しやすいことがわかりました。現在は、腹部の絶対値が、Ｗ／Ｈ比より確実な指標とされています。

上半身肥満は「男性型肥満」、「腹部肥満」、「中心型肥満」とほぼ同義語で、俗称として「リンゴ型肥満」とも呼ばれています。下半身肥満は「女性型肥満」、「四肢型肥満」、「末梢型肥満」とほぼ同義語で、俗称として「洋ナシ型肥満」とも呼ばれています。

これらの分類は皮下脂肪の蓄積と内臓脂肪の蓄積を区別したものではありませんでした。それに対して、日本では独自にＣＴスキャンを用いて腹部の内臓脂肪と皮下脂肪を測定し[6]、内臓脂肪面積（Ｖ）と皮下脂肪面積（Ｓ）の比（Ｖ／Ｓ比）が高い内臓脂肪型肥満はＶ／Ｓ比の低い皮下脂肪型肥満に比べ、糖尿病、脂質異常症、高血圧、動脈硬化性疾患が多いことを明らかにしました[7]。現在は内臓脂肪全体の面積を測定するほうがW／H比よりも内臓脂肪型肥満のよい指標であることがわかっています。

これらの知見をふまえ、日本肥満学会の肥満症診断基準では肥満症を肥満と明確に区別し、「肥満ということばの本来の定義である、体脂肪蓄積にもとづく肥満の指標であるＢＭＩが25以上で肥満に起因ないし関連する健康障害を合併するか、臨床的にその合併が予測される内臓脂肪型肥満」を医学的治療の必要な「肥満症」としています（表2）。

2…肥満症の診断

肥満症の診断は、肥満をいかに病的な肥満、

◆表2◆……肥満症の定義と診断基準

1．肥満症の定義：

肥満症とは肥満に起因ないし関連する健康障害（表3 50ページ）を合併するか，その合併が予測される場合で，医学的に減量を必要とする病態をいい，疾患単位として取り扱う

2．肥満症の診断：

肥満と判定されたもの（BMI 25以上）のうち，以下のいずれかの条件を満たすもの

1）肥満に起因ないし関連し，減量を要する（減量により改善する，または進展が防止される）健康障害（表3 50ページ）を有するもの

2）健康障害をともないやすいハイリスク肥満

身体計測のスクリーニングにより上半身肥満を疑われ，腹部CT検査によって確定診断された内臓脂肪型肥満

日本肥満学会肥満症診断基準検討委員会「新しい肥満の判定と肥満症の診断基準」『肥満研究』Vol.6 No.1, P.18-28, 2000年

つまり医学的に治療の必要な肥満「症」か否かを診断することにあります。

日本肥満学会では、表3に示す10の健康障害①耐糖能障害・2型糖尿病、②脂質異常症、③高血圧、④高尿酸血症・痛風、⑤脂肪肝、⑥冠動脈疾患、⑦脳梗塞、⑧骨・関節疾患、⑨睡眠時無呼吸症候群、⑩月経異常のいずれかを有する、あるいは将来これらの健康障害を伴いやすい内臓脂肪型肥満を有する、のいずれかに該当する場合を肥満症と診断しています。

肥満症の診断基準には含まれませんが、肥満に関連する健康障害として考慮するものには①扁桃肥大、②気管支喘息、③胆石、④膵炎、⑤蛋白尿、腎機能異常、⑥子宮筋腫、⑦悪性腫瘍（乳がん、胆嚢がん、大腸がん、子宮体

◆ 表3 ◆……肥満に起因ないしは関連して発症する健康障害

Ⅰ．脂肪細胞の質的異常による肥満症

①耐糖能障害・2型糖尿病
②脂質異常症：高 LDL-コレステロール血症，低 HDL-コレステロール血症，高中性脂肪血症
③高血圧
④高尿酸血症・痛風
⑤脂肪肝：非アルコール性脂肪性肝炎（NASH）を含む
⑥冠動脈疾患：心筋梗塞，狭心症
⑦脳梗塞：脳血栓症，一過性脳虚血発作

Ⅱ．脂肪細胞の量的異常による肥満症

⑧骨・関節疾患：変形性膝関節症，変形性股関節症，変形性脊椎症，腰痛症
⑨睡眠時無呼吸症候群・ピックウィック症候群
⑩月経異常：月経周期の異常，月経量と周期の異常，無月経，月経随伴症状の異常

日本肥満学会肥満症治療ガイドライン作成委員会「肥満症治療ガイドライン 2006」『肥満研究』Vol.12，臨時増刊号

がん、前立腺がん)、⑧偽性黒色表皮腫、⑨摩擦(接触)疹、汗疹などの皮膚炎などがあります。

ＢＭＩは前述(39ページ)のように、体重(kg)÷身長(m)÷身長(m)で簡単に求められます。

一方、内臓脂肪型肥満はまず、スクリーニングとして、立位、呼気でのウエスト周囲径(臍レベル)を測定し、男性で85cm以上、女性で90cm以上あれば内臓脂肪型肥満の疑いとし、確定診断はＣＴスキャン[6]によっておこない、臍の高さでの腹腔内内臓脂肪面積が男女とも１００㎠以上あれば内臓脂肪型肥満と判定します[6]。女性の腹囲が男性より大きくなっているのは、女性では皮下脂肪が多く、同じ内臓脂肪面積では女性の腹囲が大きくなることも一因です。

正常体重者においても内臓脂肪蓄積者は糖尿病、脂質異常症、高血圧を合併し、動脈硬化を発症しやすい病態でありメタボリックシンドローム(内臓脂肪症候群)と呼ばれ、これは内臓脂肪型肥満の延長線上にあります。

3…肥満症の分類

「肥満症治療ガイドライン２００６」の診断基準[3]では、肥満症を「脂肪細胞の質的異常による肥満症」と「脂肪細胞の量的異常による肥満症」に分類しています(表3)。これは近年、脂肪組織が単なるエネルギーの貯蔵庫ではなく、動脈硬化症や糖尿病を防止するアディポネクチンなど善玉サイトカインや、動脈硬化を促進させるＰＡＩ-1や、糖尿病を促進させるＴＮＦαなど、悪玉サイトカインを分泌していることが明らかになってきたからです。

脂肪細胞の質的異常による肥満症は、糖尿病、脂質異常症、高血圧などの集積により心筋梗塞や脳梗塞など動脈硬化性疾患を発症しやすく、高尿酸血症、脂肪肝になりやすいとされています。また、脂肪細胞の量的異常による肥満症は睡眠時無呼吸症候群、整形外科的疾患や月経異常を伴いやすいとされています。

4…肥満症診断の実際

肥満症の診断は図12に示すフローチャートに従って進めます。

まず肥満かどうか判定します。次に肥満に基づく健康障害（表３　50ページ）を有する場合は肥満症と診断します[4]。糖尿病は空腹時血糖値１２６㎎／dL以上、75ｇ経口糖負荷試験２時間値２００㎎／dL以上、HbA1c（ヘモグロビンエーワンシー）値６・５％以上によって診断します。脂質異常症はＬＤＬ-コレステロール値１４０㎎／dL以上や中性脂肪値１５０㎎／dL以上、動脈硬化を防ぐ作用のあるＨＤＬ-コレステロール（善玉コレステロール）値40㎎／dL未満によって、高血圧は収縮期血圧値１４０mmHgおよび拡張期血圧値90mmHg以上により診断します。

高尿酸血症の診断は尿酸値７・０㎎／dL以上によって、痛風は痛風発作の既往があるかどうかで、脂肪肝はＡＳＴ（ＧＯＴ）、ＡＬＴ（ＧＰＴ）、（ＡＬＴ＞ＡＳＴ）の軽度上昇値35IU／mL以

● 図12 ●……肥満症診断の手順

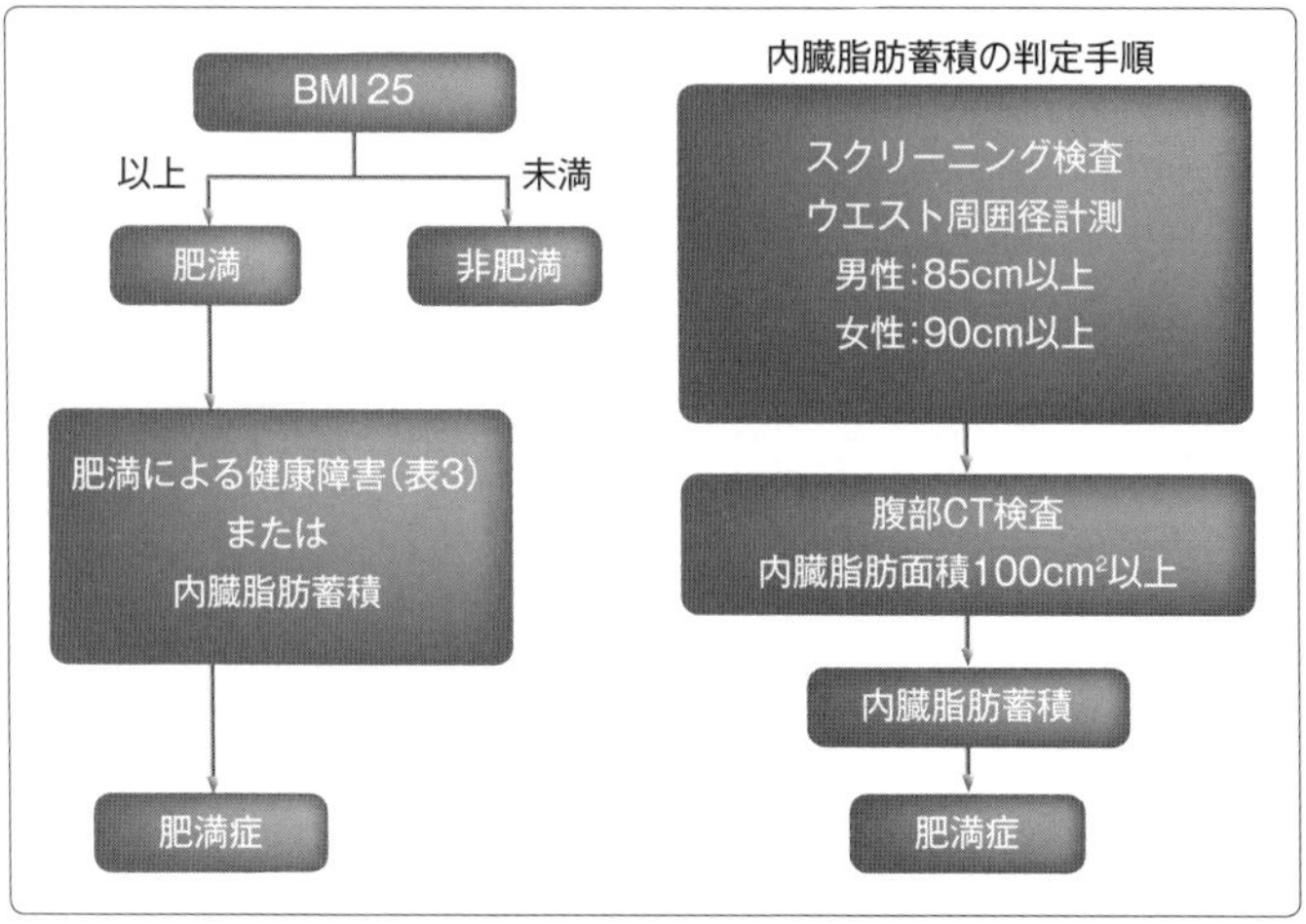

日本肥満学会肥満症診断基準検討委員会「新しい肥満の判定と肥満症の診断基準」『肥満研究』Vol.6 No.1, P.18-28, 2000年

上、γ-GTP高値60㎎／dL以上、腹部超音波検査、CT検査の異常値で診断します。

心筋梗塞は胸痛発作の既往、安静時の心電図、運動負荷による心筋シンチグラフィー、冠動脈の血管造影などの異常所見で、狭心症は胸痛発作、安静時の心電図変化、運動負荷心電図（マスターダブル負荷心電図、トレッドミル負荷テスト、エルゴメーター負荷テストの異常所見）で診断します。

脳血栓の診断は片麻痺《まひ》・片側感覚障害など局所の神経症候、CTやMRI所見で診断します。一過性脳虚血発作は脳の一時的な酸素不足によるもので局所の神経症候が出現しますが、24時間以内（通常1時間以内）に完全に消失するもので、CTやMR

Ｉ所見を認めません。

睡眠時無呼吸症候群の診断基準は睡眠1時間当たりの無呼吸(10秒以上の口と鼻での気流の停止)が5回以上です。ピックウィック症候群の命名は、イギリスの作家、チャールズ・ディケンズの小説「ピックウィック・クラブ」にちなんでいます。この小説に登場する少年「ジョー」は、いつも日中眠く、赤い顔をして、太っていました。診断は肥満・傾眠・痙攣・チアノーゼ・周期性無呼吸・多血症・右室肥大・右心不全があるかどうかでおこないます。

変形性関節症は関節部の不快感・重圧感、労作時の荷重関節の疼痛などの自覚症状と、関節部の腫張、熱感、水分貯留、関節可動制限、X線所見の異常で、腰痛症は腰痛、下肢のしびれ、X線所見異常で判定します。

無月経には19歳を過ぎても月経をみない原発性無月経と、月経周期が確立されたあとに予定月経の時期を２週間過ぎても月経の発来をみない続発性無月経があります。月経不順は月経周期(25~38日)あるいは月経持続日数(3~7日)が著しく正常を逸脱するものを言います。

次に、体脂肪分布異常については、ＢＭＩが25以上で、肥満に伴う合併症はなくても、ＣＴなどの検査により内臓脂肪型肥満がある場合は、将来これら合併症を伴う可能性の強い肥満として肥満症と診断します。内臓脂肪蓄積の基準は男女とも腹部臍レベルのＣＴスキャン[6]により内臓脂肪面積１００㎠以上としています。１００㎠としたのは、内臓脂肪面積が１００㎠を超えると糖尿病、脂質異常症、高血圧の合併頻度が増加するからです。

内臓脂肪面積１００㎠は、男性では臍ウエスト周囲径85㎝、女性では90㎝に相当するので、日常診療では、まずこのウエスト周囲径をスクリーニング法として使用します。ウエスト周囲径の測定部位は臍の高さでおこない、腹部が下垂した著しい肥満者は、肋骨弓《ろっこつきゅう》下縁と腸骨《ちょうこつ》上縁の中点の高さで測定します。立位で両足をそろえ、両腕を下げ、腹壁の緊張を取り、軽い呼気の終わりにおこないます。伸び縮みしない布製のメジャーを用い、０・１㎝単位で、腹囲の前後が水平位になるよう、メジャーが腹部にくい込まないよう注意し、食事による測定誤差を避けるため空腹時に計測します[3]。

肥満症の概念とその診断基準をつくる過程において、日本独自の肥満の判定と肥満症診断基準が生まれました[4]。これは体脂肪全体の蓄積に加え、内臓脂肪蓄積を病態発症の基盤と考え、内臓脂肪を減少させることによって治療・予防をおこなおうとする一貫した概念です。日本発の新しい肥満の判定および肥満症診断基準がアジア諸国さらには世界で役立つことを願っています。

第2章 肥満と生活習慣病

1 日本人の死因の変遷

1…日本人の平均寿命

この世で紛うことのない真理に遭遇することは、そう滅多にあることではありません。しかし、「人間は、必ず死にます。」[8]というのは揺るがしがたい真理です。人間は必ず死にますし、寿命があります。といっても、長生きしたい、そして死ぬまでは健康に、というのも人間ならだれでも願うことです。世界の中でみると、日本はそんな人間の願いをある程度実現している国だと思われます。

日本人の平均寿命は、平成20（2008）年の簡易生命表（確定版である完全生命表に比べて公表が早く、しかし、かなり正確とされています）では、男性79・29歳、女性86・05歳です[9]。国際比較からみても、男性ではアイスランド、スイスのような人口の少ないヨーロッパの諸国に上位を譲りますが、女性では世界一です。ちなみに、日本と同じく億単位の人口をもつ先進国のアメリカ合衆国では、平均寿命は男性75・1歳、女性80・2歳です[9]から、1億2700万人もの人口大国、日本のこの成績は立派なものと言えます。

ところで、平均寿命とは、0歳の平均余命です。平均余命とは、各年齢の者が平均してあと何年生きられるかという期待値です。長生きすれば当然平均寿命をどんどん越していくことになります。生命表からみると、現在では男性の20%強、女性の45%強が90歳まで生きることができるのがわかります。著者の所属する東京家政大学の名誉教授である樋口恵子氏は、「人生百年の設計を」と唱えていますが、もっとも、これは女性にだけ当てはまるものかもしれません。

2…日本人の死因の変遷

感染症は長い間人間の健康を脅かすものでした。日本でも、第二次世界大戦前後の死因の第1位は結核でした(図13)。昭和20年代後半以降、抗生物質の発見など医療技術の進歩、国民皆保険など医療制度の整備、栄養改善、環境衛生の向上、高度成長による経済状態の向上などによって結核を代表とする感染症による死亡が大きく減少し、悪性新生物、心疾患、脳血管疾患がおもな死因となってきました。昭和30～40年代は脳血管疾患が死因の第1位であったため、当時の厚生省は脳血管疾患予防に重点をおいた特別対策を施行しました。その結果、脳血管疾患のなかでも脳出血の死亡が大きく減少し、平成9（1997）年には心疾患と順位が入れ替わり、そのまま平成20（2008）年も心疾患が第2位となっています。なお、悪性新生物と呼ばれるがんは一貫して増加の傾向をみせています。

　このように日本人の3大死因である悪性新生物、心疾患、脳血管疾患は従来「成人病」と呼ばれてきましたが、今や後者の二つは「生活習慣病」と呼ばれていることはご存じの通りです。

● 図13 ●……おもな死因別にみた死亡率の推移

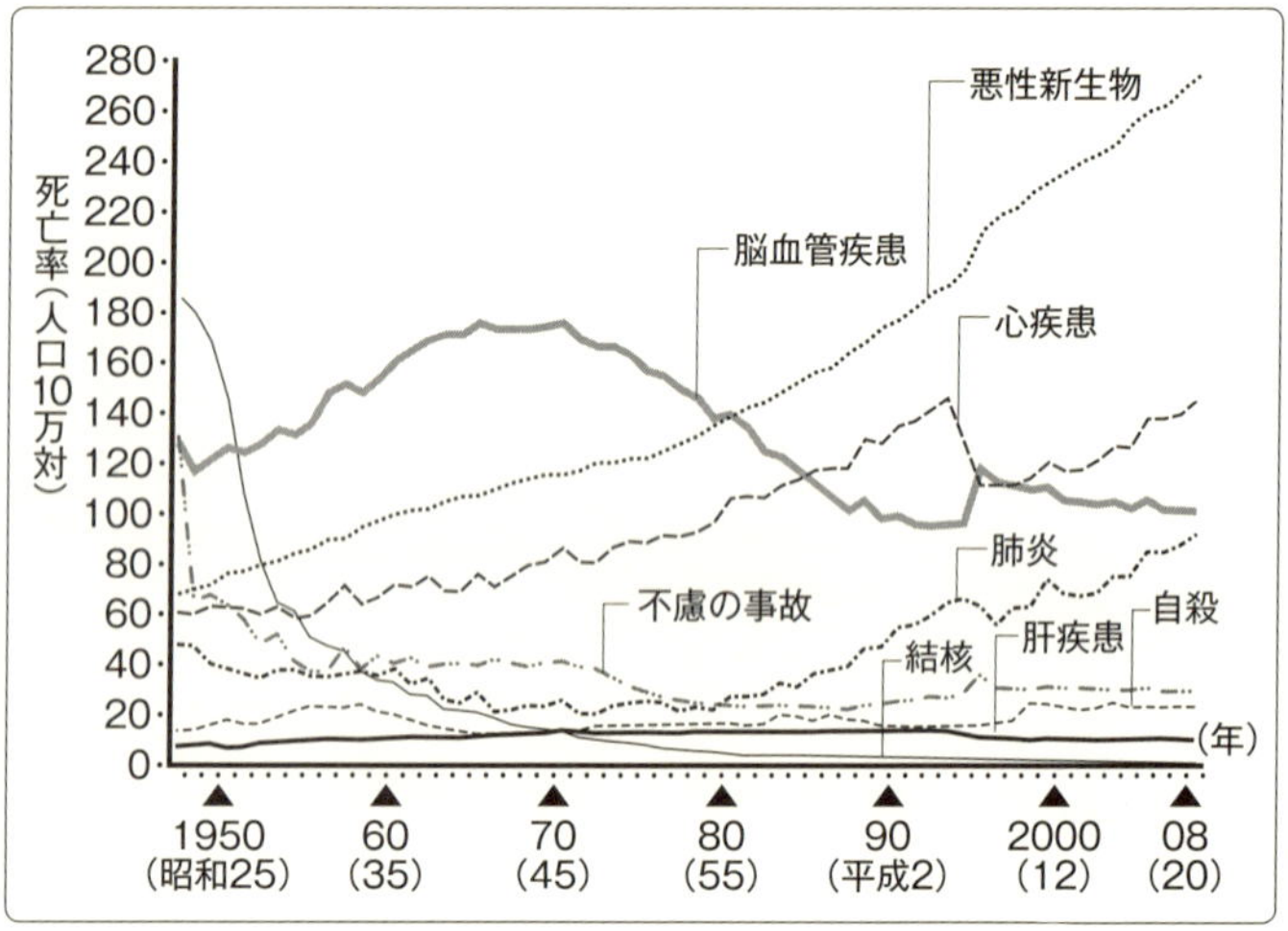

注1　死因分類などの改正により，死因の内容に完全な一致をみることはできない。
　2　平成20（2008）年は概数である。
厚生労働省「人口動態統計」

2　生活習慣病とは

1…生活習慣病の呼称

平成8(1996)年、当時の厚生省は、従来「成人病」と呼ばれてきた疾患のなかで、食生活、運動習慣、休養、飲酒、喫煙などの生活習慣が、その発症や進行に深く関与する疾患を「生活習慣病」(欧米ではcommon diseaseと呼びます)と呼ぶように改めました。生活習慣病は、生活習慣の是正によって症状が改善するという側面をもっています。

　成人病という概念は現在も残っていて、高齢になって発病する病気を言い、老人性白内障、老人性難聴、老人性認知

● 図14 ●……生活習慣病と成人病

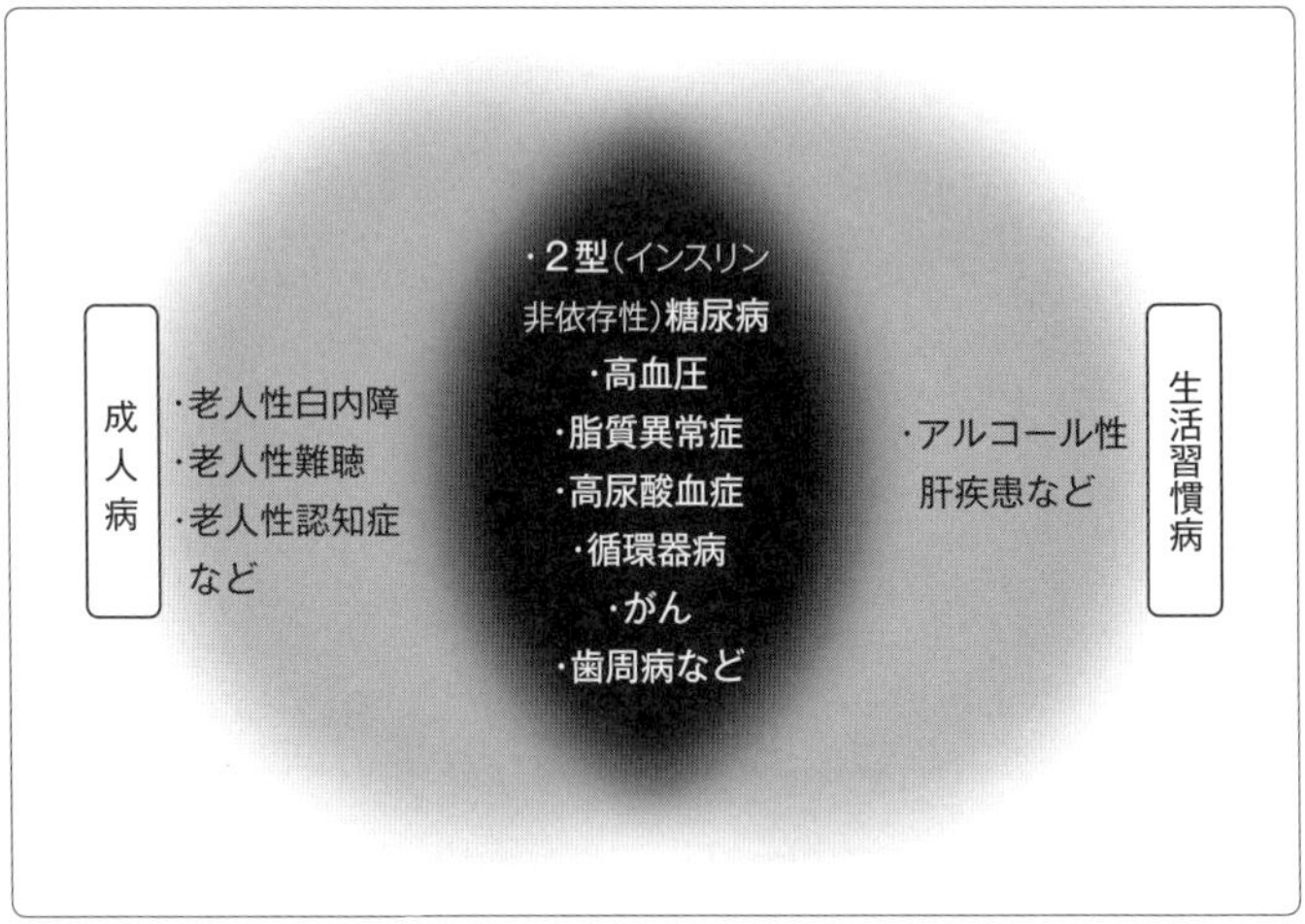

平成8(1996)年12月17日公衆衛生審議会「生活習慣に着目した疾病対策の基本的方向性について(意見具申)」に基づいて作図

症などが代表的な病気です。成人病では、一定の年齢層の検診を励行して早期発見、早期治療に努めることが重要となります。

一方、生活習慣がもっぱら関与するものにアルコール性肝疾患があります。しかし、成人病と生活習慣病は多くの場合、重なり合っています(図14)。生活習慣因子がその病気の発病、進行に深くかかわるときに生活習慣病と呼ぶことになったのです。

2…生活習慣病の二つの特徴

生活習慣病には、二つの特徴があります。

第1の特徴は、遺伝が関与していることが多いということです。しかし、遺伝が関与していると言っても、たとえば、血友病やフェニルケトン尿症などのように一つの原因遺伝子の変異があって、それがもとになって血液凝固因子やアミノ酸の一種であるフェニルアラニンを代謝する酵素の働きが失われ、出血しても血が止まらなかったりとか、異常な代謝産物が蓄積して脳神経系に障害が出たりとかしますが、そんな症状が出る遺伝病とは少し意味合いが違います。生活習慣病の発症には、いくつもの代謝的要素が複合的にかかわっていると考えられます。その一つ一つの代謝的要素にかかわる遺伝子があるわけですが、それらのうちの一つだけが変異している、または複数に変異がみられるという人が、その生活習慣病の遺伝子型をもっ

● 図15 ●……生活習慣病発症における遺伝素因と生活習慣

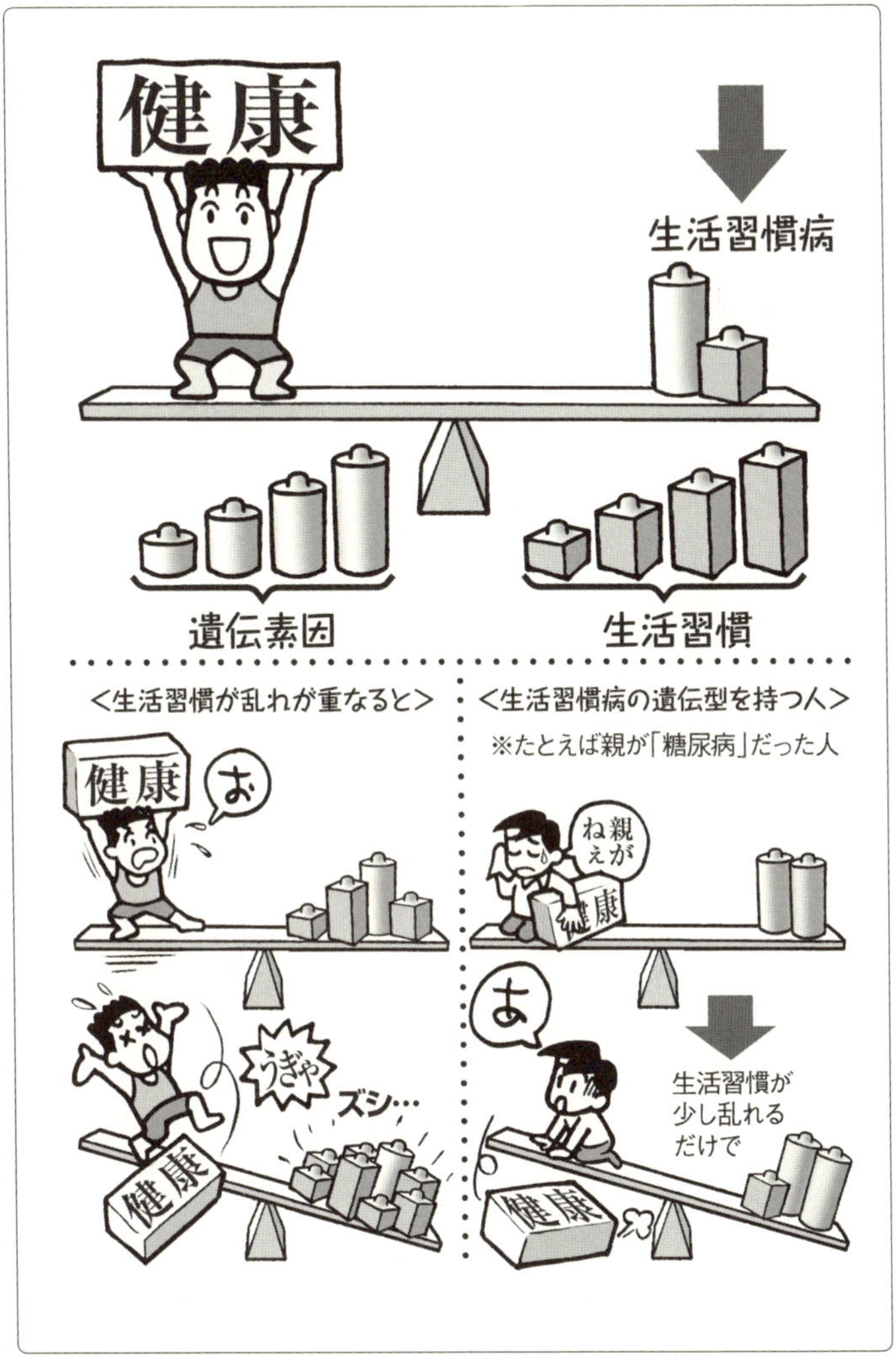

高久史麿・尾形悦郎・黒川清・矢崎義雄監修『新臨床内科学　第8版』P.998, 2002年, 医学書院から改変

ていると言われます。しかし、そのような遺伝子型をもっていたからといってすぐにその生活習慣病が発症するのではないのです。そのような遺伝子型をもつ人の潜在的な病態を表現型にする、つまり顕在化して発病させるのが食生活、運動習慣、休養、飲酒、喫煙などの生活習慣です。つまり、悪い生活習慣が発症の引き金を引くことになります。

そのことを、わかりやすくシーソーで示したのが図15です。もともと生活習慣病になりやすい遺伝素因をもっている人（たとえば、父親が糖尿病だったというような人）では、すでにシーソーに大きなおもりが載っていますので、ちょっとした悪い生活習慣があるとシーソーは簡単に沈んでしまい、生活習慣病を発症するのです。もちろん、逆も真なり、で遺伝素因のもち合わせが少なく、暴飲暴食しても何ともないという幸せ（?）な人がいることも確かです。

また、生活習慣病の第2の特徴は、発病当初は自覚症状がほとんどなく放置されやすいのですが、二次障害（合併症）が合併すると患者の生活の質（Quality of Life：QOL）が著しく低下するか、致命的な状態に陥ることがあるということです。二次障害とは、糖尿病、脂質異常症、高血圧症における脳梗塞、心筋梗塞や糖尿病における網膜症、腎症、神経障害などのことを言います。

3　肥満の合併症としての生活習慣病

日本肥満学会は、肥満に関連し、減量を要する、または減量により改善する健康障害を10項目あげました（第1章 表3 50ページ参照）。ここには、多くの生活習慣病が含まれています。つまり、生活習慣病の発症と進行には、肥満が深く関与していることがわかります。生活習慣病のなかで、特に食生活と運動習慣の誤りの結果である肥満は、生活習慣病の最大の原因となっているのです。

これから、肥満と生活習慣病の関連を述べますが、その関連を理解しやすくするために、ＢＭＩと生活習慣病の関係、ウエスト周囲径と内臓脂肪面積について調査した二つの厚生省班研究の結果を示します。

1…二つの厚生省班研究の結果

［①肥満、ＢＭＩと生活習慣病の関係］

ＷＨＯは欧米白人の疫学的成績にもとづいてＢＭＩ30以上を肥満の判定基準としました（第1章 表1 40ページ参照）。しかし、この判定基準に従うと日本では肥満の頻度は3％以下であることがわかり、先進国のなかで、日本には肥満の問題は存在しないと書いた欧米の教科書もあったほどでした。そこで、日本肥満学会は、当時の厚生省（現・厚生労働省）の支援を受け、体脂肪蓄積度による肥満の判定基準を決める班研究と体脂肪分布異常による肥満の判定基準を決める班研究をおこないました。

　第1の班研究では、代表的な生活習慣病である高血圧、脂質異常症、糖尿病合併のわが国における実態を、30歳以上の約15万人の成人を対象として調査しました。

　その結果、ＢＭＩ22のときの合併の危険率を1とすると、罹患の危険率が2倍になるＢＭＩは、高血圧では25、高中性脂肪血症では25、低ＨＤＬ-コレステロール血症では25、高（総）コレステロール血症では29、糖尿病では27であることがわかりました。

　これらのＢＭＩの値は、いずれもＷＨＯの分類では過体重、または前肥満の領域に入るのですが、日本では、ＷＨＯの分類における過体重あるいは前肥満の段階で、欧米での肥満で見られるような合併症併発の高いリスクがあることがわかりました。また、第2の班研究でもＢＭＩ25で平均1・5個の生活習慣病が合併することもわかりました。そこで日本肥満学会では、欧米がＢＭＩ30以上を肥満としているのに対して、ＢＭＩ25以上を肥満とすることに決めました（第1章　表1　40ページ参照）。このように、日本では欧米の肥満と比較して肥満の程度が軽いところで、健康障害を起こすことが明らかになりました。また、この研究で欧米と比較して、肥満の程度自体も軽いものであることも明らかになりました。このことは東アジア諸国全体にあてはまる現象です。

［②ウエスト周囲径と内臓脂肪面積］

生活習慣病合併リスクの高い上半身肥満の判定基準については、当初はウエスト（W）とヒップ（H）の比（W／H比）で0・8以上と提案されていましたが、その後の研究の蓄積によって、ウエスト周囲径あるいは腹囲のほうがリスクの判定能が高いことがわかり、国際的にウエスト周囲径（腹囲とも呼びます）によって判定基準が決められるようになりました。

日本では1998年当時、ウエスト周囲径と生活習慣病リスクの関係を決める確定的な疫学的成績がなかったので、第2の班研究では内臓脂肪型肥満の判定基準を先に決め、上半身肥満の判定基準を内臓肥満の判定基準に相当するウエスト周囲径（腹囲）で決める手法を採用しました。

腹部CT検査に基づく内臓脂肪型肥満の判定基準は、以前は内臓脂肪面積（V）と皮下脂肪面積（S）の比（V／S比。判定基準は0・4以上）で判定されていましたが、その後の研究の蓄積によって内臓脂肪全面積のほうが疾患合併リスクと相関がよいことがわかりました。約2000例を対象とした成績で、内臓脂肪面積と合併疾患数の関係をみたところ、内臓脂肪面積が100以上で1疾患以上の合併が認められたことから、内臓肥満の判定基準を内臓面積100㎠以上としました。

さらに、内臓脂肪面積１００㎠に相当するウエスト周囲径が男性ではほぼ85㎝、女性ではほぼ90㎝となることがわかりました。そこで、上半身肥満の判定基準をウエスト周囲径男性85㎝以上、女性90㎝以上に決めました。

わが国以外の成績では、ウエスト周囲径と合併疾患の直接的な相関から上半身肥満の判定基準を決めています。このような決め方の違いのため、ウエスト周囲径の判定基準値が多くの国で男性のほうが女性より大になっているのに、日本のみが女性が大になっています。

この点は国際的にも問題視され、メタボリックシンドロームの名称の最初の提案機関である国際糖尿病連合（ＩＤＦ）は、アジア人のウエスト周囲径については確定的な成績が提示されるまでは、ＷＨＯアジアパシフィック支部が推奨したアジア人の男性は85㎝、女性は80㎝を使用し、日本もこれに従うよう勧告しました。

最近、日本からもウエスト周囲径と生活習慣病合併リスクの相関から女性の上半身肥満の判定基準につき、78〜80㎝とする成績や80㎝とする成績が報告されています。したがって、近い将来、上半身肥満の判定基準は再検討されることが予想されています。

2…肥満の合併症（生活習慣病）

第1章表3（50ページ）にあげられている個々の生活習慣病と肥満の関係を解説します。

［①糖尿病］

糖尿病は発病のしくみにより大きく2種類に分類されます。一つは、膵臓のインスリン分泌（膵《すい》β《ベータ》）細胞が免疫異常によって80〜90％も破壊されてインスリン分泌が低下し、毎日インスリンを注射によって補充する必要のある1型糖尿病です。もう一つは、インスリン分泌力はある程度保持されているのに、インスリンの血糖を降下させる働きが低下してしまうためか、必要とされるインスリン分泌量に届かないために起こる2型糖尿病です。2型糖尿病が生活習慣病の代表的な病気です。

2型糖尿病は日本の糖尿病の90％以上を占め、そのなかの60〜80％は肥満が発病に関係しています。肥満者は正常体重者と比べて、約5倍も糖尿病に罹患しやすいことが明らかにされています。

平成19（2007）年の国民健康・栄養調査（厚生労働省）では、「糖尿病が強く疑われる人」（HbA1cの値が6・1％以上、または質問票で「現在糖尿病の治療を受けている」と答えた人）は約890万人、「糖尿病の可能性を否定できない人」（HbA1cの値が5・6％以上6・1％未満で「糖尿病が強く疑われる人」以外の人）は約1320万人、合わせて約2210万人と推定されました[9]。HbA1cとは、赤血球のヘモグロビンと血糖（ブドウ糖）がくっついたもので、高血糖状態が持続することで形成されやすくなります。そして、過去1～2か月の血糖レベルの平均の値を示す検査データとして有用とされています。糖尿病患者やその疑いのある人が2000万人を超すというのは、糖尿病が平成の国民病と言ってよいものだと思われます[8]。

さて、インスリンは働く場所である細胞の表面にあるレセプターと結合してはじめて、その働きを発揮することができます。肥満になると、インスリンが働くために必要なレセプターの数が減少します。すると、膵臓のインスリン分泌（膵β）細胞のほうではなんとかインスリンの働きを高めようとインスリン分泌を増加させます。

この状態がさらに進行すると、レセプターと結合したあとのインスリンの働きも弱まってしまい、インスリンが血糖を降下させる力はさらに弱くなります。このようなインスリンの働きを弱めるような作用に、肥満によって肥大した脂肪細胞から血中に分泌される遊離脂肪酸やTNF-αなどのアディポサイトカイン（脂肪細胞から分泌される生理活性物質を総称して「アディポサイトカイン」と言います）が関係しています（第1章　図9　33ページ参照）。

インスリン分泌が増加し、インスリンが量としては充分あるのにインスリンの働きが悪くなった状態をインスリン抵抗性と呼びます。インスリン抵抗性に陥ると、血糖を下げる力がさらに落ちて糖尿病の発病に向かっていきます。インスリン抵抗性の原因は肥満と運動不足です。

２型糖尿病の発症には、インスリン分泌量は充分にあるまま糖尿病になるインスリン抵抗性糖尿病と、インスリン分泌能力がもともと低くて、肥満によるインスリンの需要増大に間に合わなくなる、インスリン分泌不全による発症とがあります。欧米人はインスリン抵抗性による糖尿病発症が多いのに、日本人を含めたアジア人ではインスリン分泌不全による糖尿病発症が多いのです。このインスリン分泌能力の差が、重症の肥満が多い欧米人と軽度の肥満が多いアジア人の人種差につながっています。

２型糖尿病でも、長い間糖尿病に罹患していると、インスリン分泌（膵β）細胞が疲労して、さらにインスリン分泌能力も低下してきて、１型糖尿病と同様に注射によるインスリン補充が必要になってきます。

糖尿病が恐れられている理由は、三大合併症と言われる網膜症、腎症、神経障害などを引き起こしたり、大血管の動脈硬化症を促進したりすることにあります（図16）。網膜症から失明することもあります。また、腎症の結果、人工透析や腎移植を受けなければならないこともあります。

平成19（２００７）年現在、日本で糖尿病が原因の成人の失明が年間約２３００人、糖尿病からの人工透析への導入が年間１万５７５０人となっていて事態は深刻です[9]。

神経障害では、主として知覚神経と自律神経が障害され、四肢末端の知覚鈍麻やしびれ感、立ちくらみなどを示します[10]。神経障害に下肢動脈の血流障害が加わると糖尿病足潰瘍から壊疽に進展して足の切断に至ることもあります。

また、糖尿病が大血管の動脈硬化症を促進する結果、糖尿病患者の平均死亡年齢は一般の平均寿命より10年は若いと言われています。

しかし、発病初期の肥満からの糖尿病ならば、肥満の改善（減量前体重の約5％前後の減量を目安）[10]のみで糖尿病状態を解消することができるのです。

● 図16 ●……糖尿病のおもな合併症

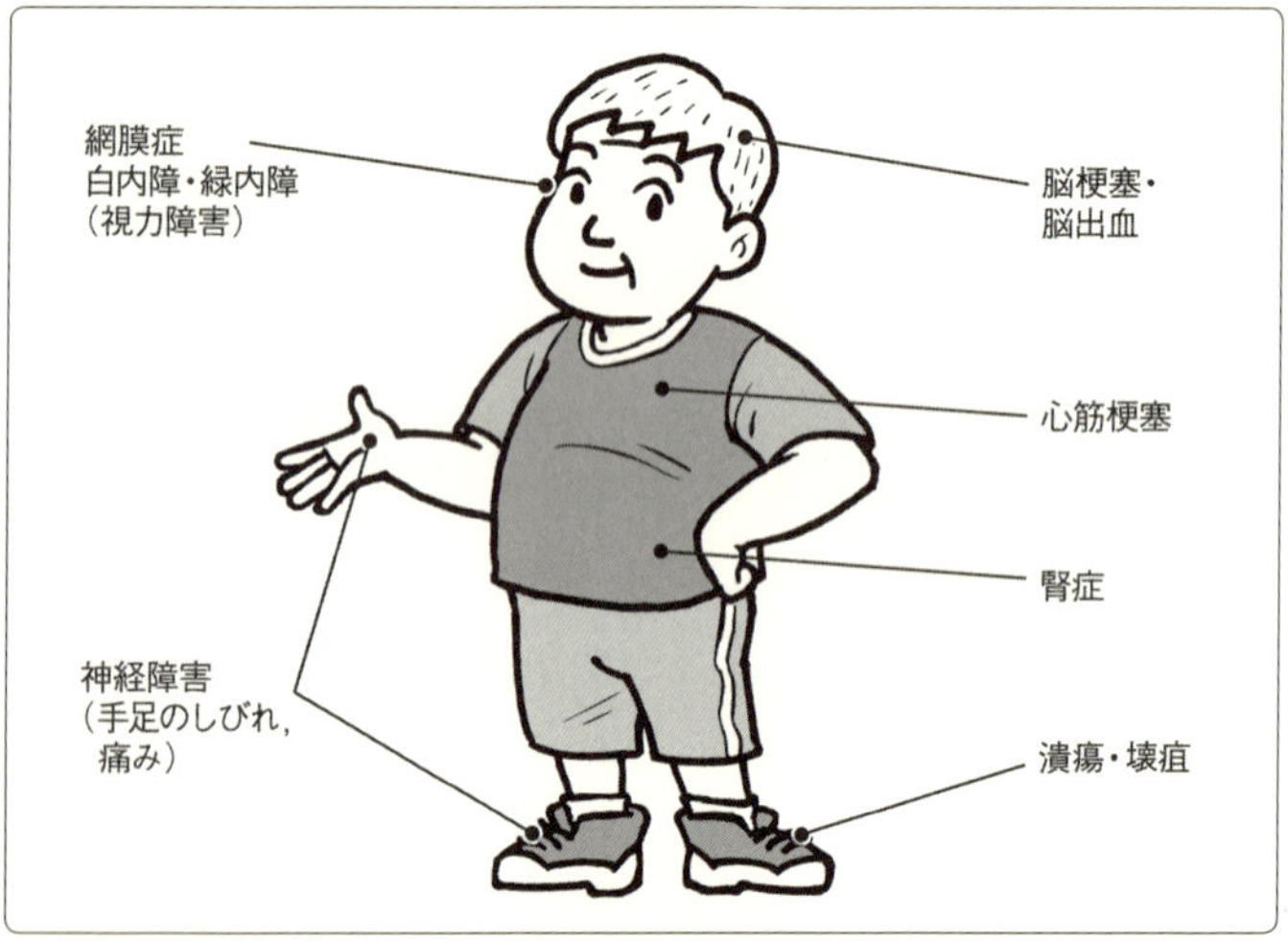

津田謹輔『健康科学―知っておきたい予防医学』P.47，2008年，丸善

［②脂質異常症］

脂質異常症には遺伝子素因が強く関係する家族性高脂血症や、腎臓病、糖尿病、内分泌疾患などが原因となる二次性脂質異常症などがあります。肥満も二次性脂質異常症の原因になります。肥満外来患者のうち血清脂質が正常な人はわずか38％で、残り62％では種々のタイプの脂質異常症が認められたという報告もあります[11]。

肥満による脂質異常症の特徴は、高中性脂肪血症と、善玉コレステロールとして動脈硬化を防ぐ働きをもつ高比重リポ蛋白（ＨＤＬ）コレステロールの低下です。この原因は、肥満者が中性脂肪やコレステロールを多く含む食物を摂り過ぎることと、肥満になると肝臓で中性脂肪をつくり過ぎてしまうことにあります。また、中性脂肪を多く含む超低比重リポ蛋白（ＶＬＤＬ）からの高比重リポ蛋白（ＨＤＬ）への代謝が悪くなって、血中のＨＤＬ-コレステロールが低下するからです。

肥満者では脂肪摂取過剰に基づくコレステロール摂取過剰や、肥満における肝臓でのコレステロール合成促進などで、血中総コレステロールや、悪玉コレステロールとして動脈硬化を促進する作用のある低比重リポ蛋白（ＬＤＬ）コレステロールが上昇することもしばしばあります。しかし、体重減少によって、中性脂肪が低下したりＨＤＬ-コレステロールが上昇したりする程度に比べると、残念ながらＬＤＬ-コレステロールの低下する程度は小さいものです。

脂質異常症は、治療しないでおくとＬＤＬ-コレステロールや中性脂肪が高く、あるいはＨＤＬ-コレステロールが低い状態が続き、脳動脈、冠状動脈、下肢動脈などの動脈硬化症が進展します。また、血液中の中性脂肪が非常に高値になったときに、まれに膵炎を起こすこともあります。

［③高血圧症］

高血圧症には、原因不明の本態性高血圧症、ホルモン分泌異常による内分泌性高血圧症や、腎臓の血管が細くなる腎血管性高血圧症などいろいろな原因によるものがあります。ＢＭＩが増加するにつれ高血圧の頻度が上昇し、肥満者は正常体重者と比べて約２・５倍多く高血圧症にかかります。

肥満が高血圧を引き起こす原因としては、肥満者では過食のために食塩も摂り過ぎるため、体内にナトリウムが過剰になる場合が多いことがあげられます。そのうえ、肥満になると、過剰に分泌されたインスリンの働きによって、腎臓の尿細管からのナトリウムの再吸収が増加して、ナトリウムが血液の中に戻りますので、いっそう血管内のナトリウムが過剰になります。ナトリウムが血管内に増加すると水を呼び寄せて、血流量が増大して血圧が上昇する原因となります。

また、肥満者では、過食や過剰に分泌されたインスリンのために交感神経系が刺激され[11]、血中に血管収縮物質であるカテコールアミンが放出されて血管が収縮し、いっそう血圧が上がると考えられます。この交感神経活動の上昇には肥満者にみられる血中レプチン上昇も関係していると考えられています。さらに肥満者においては、レプチンのほかに肥大した脂肪細胞から、血管収縮のもとになるアンギオテンシノーゲンというアディポサイトカインが分泌されていることも、血圧上昇を助長します。

肥満で高血圧の人が摂取エネルギーを制限し始めると、減量前に血圧が下がり始めるのは、このような過食の悪影響が除去されるからと考えられています。いずれにしても、肥満の改善（4〜5kg体重減少）[12]で軽い高血圧症（上が160mmHgぐらいまで）は正常化します。

［④高尿酸血症と痛風］

尿酸は、DNAやRNAなどの核酸やアデノシン三リン酸（ATP）など、プリン環を含む化合物の体内最終代謝産物です。体の中では、盛んな代謝の結果、毎日一定量の尿酸ができています。そして、一定量の尿酸が腎臓から尿の中に出ていって体内の尿酸の量のバランスが保たれています。

ところが、産生が上昇するか、排泄が低下すると血液中に尿酸が増えて高尿酸血症になります。尿酸は非常に水に溶けにくいので高尿酸血症の結果、足の親指の第1関節、その他の関節やその周辺、また腎臓などに結晶を形成して沈着することがあります。最も沈着しやすいのは足の親指の関節です。

関節周辺は赤く腫れて、痛みがとても激しいものですから、痛い病気ということで痛風という病名がつけられました。「風」という字には破傷風などにみられるように「病気」という意味があります。血液中の尿酸が7・0㎎／dL以上は高尿酸血症と診断され、8・0㎎／dL以上になると痛風発作の原因になります。

日本では、痛風患者の95％以上が男性です。また、最近のデータでは、日本人男性の約60人に1人が痛風を発症すると考えられています[13]。とりわけ、肥満者では、動物の肉や内臓、魚の白子などプリン体という尿酸産生の材料になるものを多く含む食べ物を摂り過ぎること、尿の中に尿酸を排出する働きが弱くなることなどが高尿酸血症の原因であると考えられています。やせると高尿酸血症の遺伝的要素の強い人以外は血中尿酸が正常化することが多いのです。

［⑤動脈硬化症（冠動脈疾患、脳梗塞）］

動脈硬化症とは、動脈の血管壁にコレステロールを主体とした沈着物がたまり、血管の壁が硬くなることを言います。その血管の硬くなる部位によって、脳動脈硬化症、冠状動脈硬化症、腎動脈硬化症、下肢動脈硬化症などの病気になります。そして、それぞれの血管では血流が障害されると脳梗塞、狭心症、心筋梗塞、壊疽などの病気が引き起こされるのです。

たとえば、冠状動脈硬化症では心臓にエネルギーと酸素を供給する量が不足し、狭心症や心筋梗塞などの原因となります。肥満者では、肥満自体をはじめ、高血圧、糖尿病、脂質異常症、喫煙、高インスリン血症、高尿酸血症などの冠状動脈硬化の誘因になる危険因子が数多く複合するため、心筋梗塞になる確率は、正常体重者より3倍くらい高くなっています。

肥満者のなかには糖尿病、高血圧、脂質異常症をひとかたまりとして一緒に合併しやすい病態があると考えられています。このような病態は「シンドロームX」、「死の四重奏」、「内臓脂肪症候群」、「インスリン抵抗性症候群」などと呼ばれています。また、最近はこれらの危険因子がもう少し軽い状態で重複した病態を「メタボリックシンドローム」と呼び、脳・心血管の動脈硬化症に非常になりやすい病態とみなされるようになりました（「第1章　肥満と肥満症」29ページ以降参照）。

［⑥呼吸器疾患（ピックウィック症候群、睡眠時無呼吸症候群）］

重症な肥満症では、肥満による脂肪蓄積のために胸郭の動きが障害されたり、咽頭から喉頭にかけての空気の通り道である気道の周囲に脂肪が蓄積して気道が圧迫されて狭くなったりして、肺の中で二酸化炭素（炭酸ガス）と酸素の交換がうまくいかず、血液中に二酸化炭素の濃度が増えてしまいます。そうなると脳の睡眠中枢が障害されて、日中でも常にうつらうつらしたり、すぐに寝込んだりしてしまう病気になります。また、自動車などの運転中には事故につながることになります。この病気をピックウィック症候群と言います。

また、仰向けで睡眠中に舌が沈下して喉頭部で気道が塞がれ、呼吸が一時停止してしまう睡眠時無呼吸症候群になることがあります。この病気は、しばしば重症肥満者の突然死の原因になります。

ピックウィック症候群と睡眠時無呼吸症候群は同時にかかることがしばしばあります。そのため、ピックウィック症候群は睡眠時無呼吸症候群の重症型であるという見かたもあります。これらの病気も、体重が減少すれば二酸化炭素と酸素の交換がうまくいくようになったり、睡眠中に気道が塞がれなくなったりして、症状は改善したり、なくなったりします。

［⑦脂肪肝］

脂肪肝とは、肝臓の細胞の中に過剰に中性脂肪がたまる状態を言います。肥満の場合には、インスリン分泌が増加し、血液中のインスリンが高くなり、このインスリンが肝臓や脂肪細胞の中での脂肪合成酵素の働きを活発にして、脂肪合成を盛んにします。肝臓でつくられた中性脂肪は超低比重リポ蛋白（ＶＬＤＬ）として肝臓の外に放出されますが、それが放出しきれなくなって肝臓にも脂肪がたまることになるのが脂肪肝です。

脂肪肝はやせると治りますが、そのまま脂肪肝の状態を続けると慢性炎症を伴って肝硬変になってしまうこともあります。最近はこのような脂肪肝になる重症肥満が多くなってきていることが注目されています。

脂肪肝は、肝機能の検査値のＡＳＴ（ＧＯＴ）、ＡＬＴ（ＧＰＴ）が高値になります。また、肝臓の超音波検査やＣＴ検査で容易に診断できます。一般的な肝臓病の治療は、安静とやや高めのエネルギーと高蛋白質の食事ですが、脂肪肝ではこの治療をすると、かえって脂肪蓄積が亢進して病態は悪化します。エネルギー制限と運動で減量をはかれば、脂肪肝の場合は高値のＡＳＴ（ＧＯＴ）、ＡＬＴ（ＧＰＴ）が正常に戻ります。

「⑧変形性関節症、腰椎症」

長い間肥満状態でいると、過重な体重を支えていた下肢の股関節や膝関節でクッションの役割をしている軟骨が磨滅し、硬い骨同士がこすれるようになり、歩くときに痛みが生じ、歩行障害の原因になります。この病気は、50歳代後半から60歳代の女性の肥満者に多くみられ、最近はこのような患者が増えてきています。

また、脂肪が増えた重みのために、背中の腰椎が変形したり圧迫骨折を起こしたりすると、腰椎の間から出る神経を強く圧迫して、腰痛の原因になります。

「⑨月経異常、不妊症」

女性の肥満者では、月経異常を示すことが多く、また、不妊症は正常体重者に比べて3倍くらい多く合併しますが、それは肥満のために無排卵月経になることが多いからです。肥満を治すと多くは無排卵月経も治ることが多いものです。

［⑩胆石症］

胆嚢や胆道などに結晶化した石状のものがたまる病気を胆石症と言います。この胆石には、コレステロールが中心となるコレステロール結石と赤血球中のヘモグロビンが破壊されて生じたビリルビンを中心としてできたビリルビン結石があります。

肥満者では、このうちコレステロール結石ができやすくなります。その理由は、肥満に伴って肝臓でのコレステロール合成が高まるのと、食べ過ぎによってコレステロール摂取が増加するために血液中のコレステロールが高くなることにあります。この高くなり過ぎたコレステロールを低くしようと胆汁中へのコレステロールの排出が高まります。そのために胆汁中のコレステロール濃度が高くなって、結晶化しやすくなるからです。

ちなみに、胆石症は肥満に合併しやすい病気ですが、いったんできた胆石は減量しても小さくならないので、日本肥満学会の「肥満症」の疾患のなかに含まれていません。

［⑪がん］

肥満とがんの間には関係がないものと以前は考えられていましたが、最近ではＢＭＩ30以上の肥満者と、それ以下の人と比較すると、がん発生率で、正常群の１・５倍という報告があります[14]。

肥満女性では、子宮体がん、乳がん、卵巣がんなどが多くみられることがわかってきました。この原因は、脂肪細胞に男性ホルモンのアンドロゲンを女性ホルモンのエストロゲンに変える働きがあるため、肥満女性では血液中のエストロゲンが高い状態になっていて、子宮の内膜や乳腺はこのエストロゲンに絶えず刺激されているため、がん化するリスクが大きくなるからであると考えられています。

一方、肥満男性では、前立腺がん、大腸がんなどが多いことがわかってきました。この原因には、動物性脂肪の摂取過剰が関与しているのではないかと考えられています。

第3章 メタボリックシンドローム

1 国際的なメタボリックシンドロームの考えかたと診断基準

１９８０年代後半、糖尿病、高血圧症、高脂血症（脂質異常症）などの代表的な生活習慣病は単独でも虚血性心疾患にかかりやすいという意味の危険因子とされていましたが、リスクが数多く重複して合併した状態は、狭心症や心筋梗塞などの虚血性心疾患合併の高リスク状態であるとする、「マルチプルリスクファクターシンドローム（多危険因子症候群）」という考えかたが提案されました。

このようなマルチプルリスクファクターシンドロームの一つとして提案されたのが「メタボリックシンドローム」です。この呼びかたは国際糖尿病連合（ＩＤＦ）とＷＨＯが共同して最初に提案しました。メタボリックシンドロームとは上半身肥満（腹部肥満）があって血糖値は空腹時高値、血圧は正常高値血圧、また、高中性脂肪血症、低ＨＤＬ-コレステロール血症の四つの異常のうち二つ以上の異常を一人の人が重複して保有した状態で、虚血性心疾患の高リスク症候群であるという考えかたです。各国で診断基準値が少し修正されていますが、この考えかたが国際的に受け入れられ、メタボリックシンドロームという概念が確立しました。

　メタボリックシンドロームの項目の、肥満のカテゴリーとしては体脂肪蓄積による肥満ではなく上半身肥満が取り入れられました。その一つの理由はＢＭＩよりも上半身肥満のほうが肥満の合併症（生活習慣病）に罹患するかどうかの予測能が高いという認識があります。脂質異常症のなかで、高ＬＤＬ-コレステロール血症は単独でも強い危険因子であり、肥満との関係が高中性脂肪血症や低ＨＤＬ-コレステロール血症ほど強くないという認識に基づいて診断基準から除外されています。

　また、メタボリックシンドロームの各因子の重さを平等にして上半身肥満、境界糖尿病、血圧高値、高中性脂肪血症、低ＨＤＬ-コレステロール血症の五つの因子のうち三つ以上ある状態をメタボリックシンドロームとする考えかたが国際的には一般的になってきています。そのうえ、メタボリックシンドロームは虚血性心疾患だけでなく糖尿病の高リスク症候群であるという考えかたも国際的には提案されています。

　メタボリックシンドロームの診断基準は各国で異なっていますが、日本では八つの内科系医

◆ 表4 ◆……日本のメタボリックシンドロームの診断基準

腹腔内脂肪蓄積	
ウエスト周囲径（腹囲）	男性≧85cm 女性≧90cm （内臓脂肪面積　男女とも≧100cm^{2}に相当）
＊可能なかぎりCTスキャンなどで内臓脂肪測定をおこなうことが望ましい。	
上記に加え，以下の3項目のうち2項目以上（男女とも）	
① 脂質異常症	
● 高中性脂肪血症	≧150mg/dL
かつ／または	
● 低 HDL-コレステロール血症	＜40mg/dL
② 血圧高値	（収縮期）≧130mmHg ／（拡張期）≧85mmHg
③ 空腹時高血糖	≧110mg/dL

注　高中性脂肪血症，低HDL-コレステロール血症，高血圧症，糖尿病に対する薬剤治療を受けている場合はそれぞれの項目に含める。

学会のコンセンサスのもとメタボリックシンドロームの診断基準が決められました。ここでの診断基準は内臓脂肪型肥満を重視しています。日本のメタボリックシンドロームの診断基準は、内臓脂肪型肥満に相当する腹囲が男性で85㎝以上、女性で90㎝以上の上半身肥満があって、①脂質異常症、②血圧高値、③空腹時高血糖のうち二つ以上が重複している状態をメタボリックシンドロームと診断することになりました(表4)。

　内臓脂肪型肥満の判定基準については、日本肥満学会は上半身肥満の判定基準を、腹部CTによる内臓脂肪肥満の判定基準である、内臓脂肪面積100㎠に相当するウエスト周囲径(腹囲)として決めたために、世界で唯一女性の腹囲が男性の腹囲よりも大きいという問題が発生しました。
国際糖尿病連合はアジア人の上半身肥満の判定基準を、腹囲男性85㎝、女性80㎝とし、日本も将来根拠のあるデータが出るまではこれに従うようにという勧告を出しています。次に述べる「メタボ対策」による生活習慣病予防という立場に立てば、女性の腹囲80㎝以上という値くらいが妥当であるとも考えられます。

2　特定健康診査に基づくメタボリックシンドロームの考えかたと診断基準

厚生労働省はメタボリックシンドロームの概念を利用して行政的に生活習慣病予防、特に糖尿病予防対策を、全健康保険加入者を対象として実施することに決めました。これが２００８年4月から開始された特定健康診査に基づく「メタボリックシンドローム（内臓脂肪症候群）対策」、通称「メタボ対策」と言われる特定保健指導です（表5　84ページ）。

その診断と対策の手順も以下のように詳細に決められています。

【ステップ1】

40～74歳を対象におこなう特定健康診査（特定健診）（表6　85ページ）の結果に基づき、内臓脂肪蓄積に注目する立場から、腹囲と体脂肪蓄積に注目するＢＭＩ値からリスクを判定し、クラス分類をおこないます。

クラス⑴…ウエスト周囲径（腹囲）男性85㎝以上、女性90㎝以上の上半身肥満がある

クラス⑵…ウエスト周囲径（腹囲）男性85㎝未満、女性90㎝未満で上半身肥満はないが、
　　男女ともＢＭＩ25以上の過剰脂肪蓄積の肥満がある

【ステップ２】

次の４項目のリスクから該当する数を求めます。

①脂質異常…中性脂肪１５０㎎／dL以上　かつ／または
　　ＨＤＬ-コレステロール40㎎／dL未満の脂質異常症

②血圧異常…収縮期血圧１３０mmHg 以上
　　拡張期血圧85mmHg 以上の高値正常血圧

③血糖異常…空腹時血糖１００㎎／dL　または
　　HbA1c ５・２％以上の高血糖

④喫煙の有無…質問票から

喫煙は①②③のリスクのどれかがあったときに一つと数えます。

血糖値は日本糖尿病学会が国際糖尿病連合の診断案に従って空腹

◆表５◆……特定健康診査に基づくメタボ対策の考えかた

呼　称：	メタボリックシンドローム （通称「メタボ」，あるいは内臓脂肪症候群）
リスク：	動脈硬化性疾患→生活習慣病
対　象：	A「メタボ有病群」→積極的支援 B「メタボ予備群」→動機づけ支援 C「メタボ無病群」→情報提供

時血糖を１００㎎／dLに下げ、また日本独自のHbA1c５・２％という基準もつけ加えました。ここまで下げてしまうと40歳以上の正常な人をも含むことになり少し問題があるという意見もあります。また、健診ではいつも空腹時採血はできないのでHbA1cの値に統一しようという動きもあります。

糖尿病薬、脂質異常症薬、高血圧症薬などの薬剤服用者は国際的なメタボリックシンドロームの考えかたと同様にそれぞれの項目で一つと数えますが、すでに医療受診者である人は特定保健指導の対象としないなどの注意が必要です。

また、血糖異常、脂質異常、血圧異常の各項目において該当する異常が二つあっても項目としては一つと数えます。たとえば中性脂

◆表６◆……特定健康診査の項目

基本的な項目（必須項目）
○質問票（服薬歴，喫煙歴など）
○身体計測（身長，体重，BMI，腹囲）
○血圧測定
○理学的検査（身体診察）
○検尿（尿糖，尿蛋白）
○血液検査
・脂質検査（中性脂肪，HDL-コレステロール，LDL-コレステロール）
・血糖検査（空腹時血糖またはHbA1c）
・肝機能検査（AST(GOT)，ALT(GPT)，γ-GTP）
詳細な検診の項目
○心電図検査
○眼底検査
○貧血検査（赤血球数，血色素量，ヘマトクリット値）

肪とHDL-コレステロール異常値の両方があっても脂質異常は一つとします。これは喫煙の項目とともに国際的なメタボリックシンドロームの項目の数えかたと異なりますが、日本の八つの医学会の考えかたとは同じです。

【ステップ3】

各項目のリスク数に応じてA「メタボ有病群」とB「メタボ予備群」、C「メタボ無病群」に分け、減量指導をおこないます。

クラス⑴ではリスク2以上、クラス⑵ではリスク3以上の場合は、A「メタボ有病群」として減量対策の積極的支援をおこなう対象群の人で、対象者と一緒に減量計画を立て、計画の実施を直接指導し、実績評価についても直接的に指導をおこなうことになっています。

クラス⑴ではリスク1、クラス⑵ではリスク1または2の場合は、B「メタボ予備群」として減量対策の動機づけ支援をおこなう対象群の人で、対象者と一緒に減量計画を立て計画の実施は自主性に任せ、実績評価については間接的に指導することになっています。

クラス⑴・⑵ともにリスク0の場合はC「メタボ無病群」として情報提供をおこなう対象群の人で、対象者の基本的な生活習慣病について、指導をおこなうことになっています(図17)。

なお65~74歳の人については、特定保健指導がすでにおこなわれてきていると考えられること、生活の質(QOL)の低下に配慮した生活習慣の改善が重要であることなどから「メタボ有

●図17●……特定保健指導について

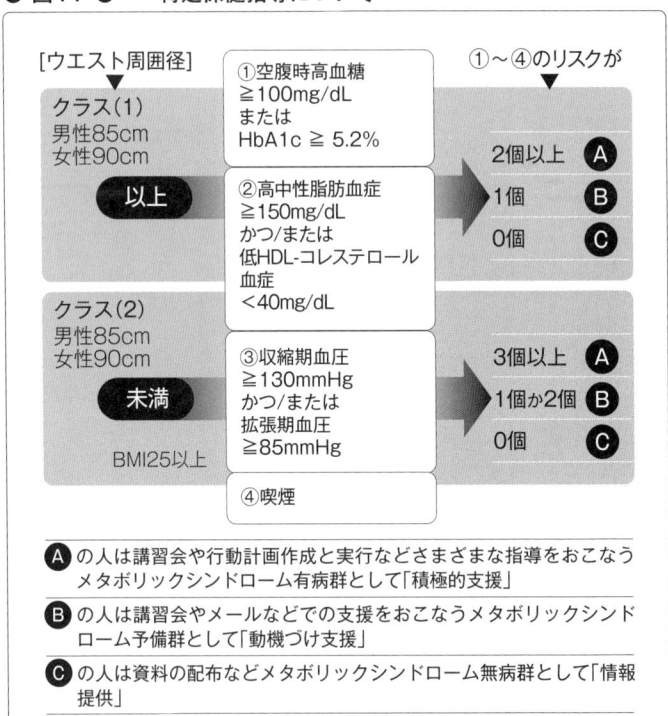

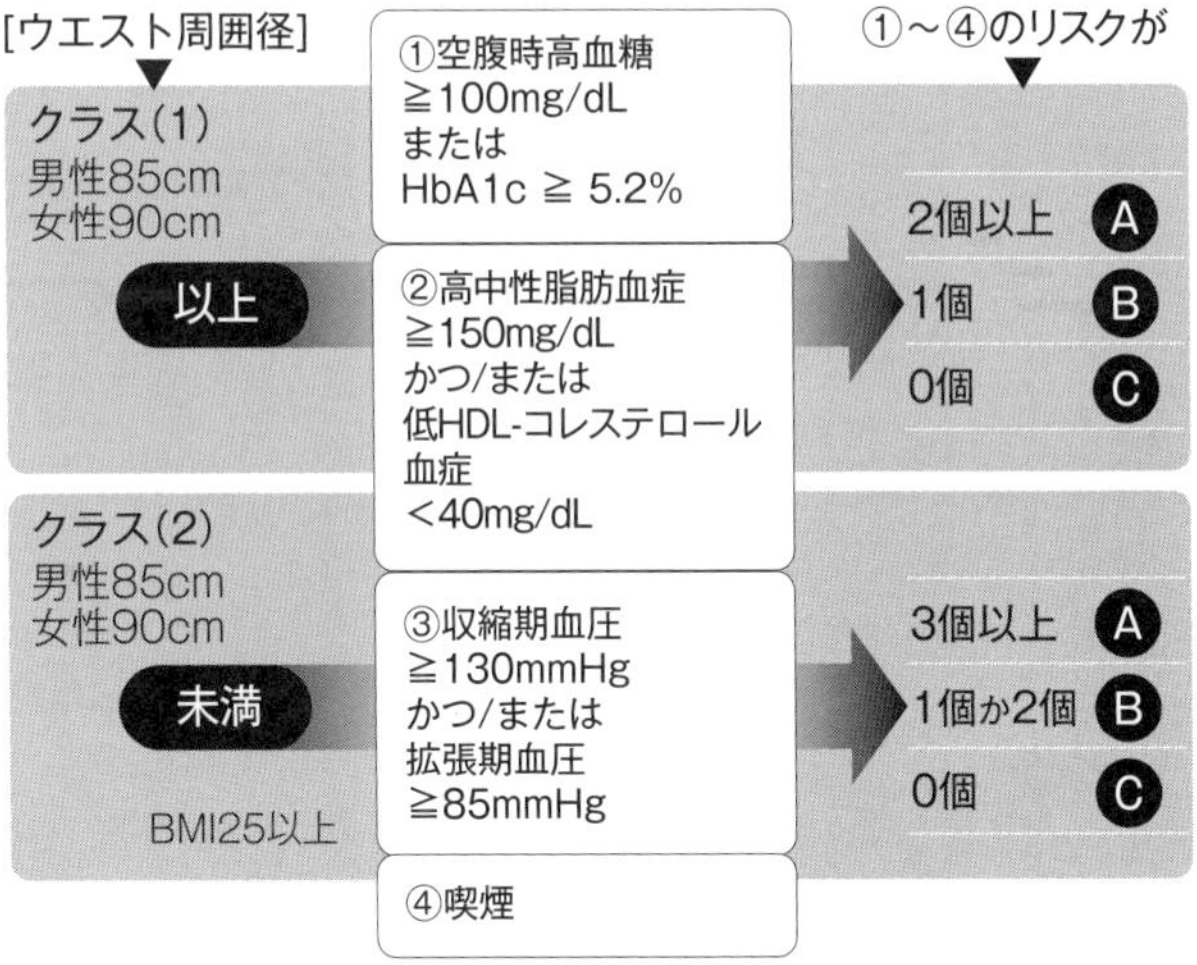

Ⓐの人は講習会や行動計画作成と実行などさまざまな指導をおこなうメタボリックシンドローム有病群として「積極的支援」

Ⓑの人は講習会やメールなどでの支援をおこなうメタボリックシンドローム予備群として「動機づけ支援」

Ⓒの人は資料の配布などメタボリックシンドローム無病群として「情報提供」

といったように判定の度合いによって指導の内容が異なります。

病群」に該当する積極的支援の対象となった場合でも「メタボ予備群」と同様な動機づけ支援をおこないます。

指導実施期間は3～6か月となっていますが、減量体重を維持するまで指導するには1年間の指導実施が妥当と考えられます。指導者は医師、保健師、管理栄養士が指定されています。

肥満の予防と解消編

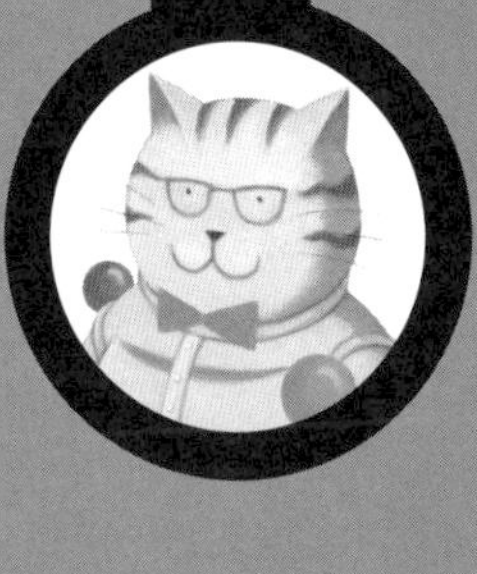

第4章 肥満にならないために

1 食生活を見直す

私たちは、心身に必要な栄養素を日々食事の形で取り込んでいます。その繰り返しを食生活と言い、また、その摂りかたの特徴を食習慣と言います。人により食事の摂りかたが異なりますが、心身への影響は一日、二日で急に起こるわけではなく、長い繰り返しにより生じます。その結果、健康にも疾病にもなります。

肥満になりやすい食生活、食習慣があります。表7に、その特徴を15ほどあげてあります。肥満になりたくないあなた、自分の食生活を振り返ってみましょう。

①「よく噛むと、食べる量減る、脂肪減る」

咀嚼《そしゃく》の大切さを述べています。昔からゆっくりよく噛むことの大切さが言われています。

◆表7◆……食生活を見直すキーワード

「よい食生活の確立だ!!」

①よ…よく噛むと、食べる量減る、脂肪減る
②い…イライラを、食で解消、肥満呼ぶ
③し…食事量、動いた分で、肥満なし
④ょ…夜遅く、食べる食事は、黄信号
⑤く…果物も、摂り過ぎやはり、体脂肪
⑥せ…せかせかと、食べる食事は、太る道
⑦い…遺伝より、家族の体重、環境だ
⑧か…買い物は、満腹どきに、買い過ぎず
⑨つ…つい寝坊、朝欠食で、肥満体
⑩の…残すこと、もったいないか、健康か
⑪か…菓子パンや、スナック菓子は、別腹か
⑫く…空腹の、時間長いと、どか食いに
⑬り…リンゴ型、脂肪蓄積、内臓に
⑭つ…つき合いや、宴会増えて、つい過食
⑮だ…大好きな、ものだけ食べる、ばっかり食

食べたものは口から胃を経由し、おもに小腸で吸収されます。小腸に運ばれ吸収されるには時間がかかります。吸収された栄養素は血液を介して脳にも運ばれます。

脳の視床下部には食欲のコントロールの一つである満腹中枢があります。満腹中枢が血液中のブドウ糖などの刺激を受けると、脳から指令が出て満腹感が起こり、箸を置くようになります。

しかし、それ以前に食べたものは吸収されます。胃に入った食べ物は吐き出さないかぎり消化吸収されます。ゆっくりよく噛んで食べることは、食べた量が少なくても、脳へ刺激を与えます。

歯科医院などでも、受付時間内に受付を済ませれば、待つ間に診療時間が過ぎても

診てくれることはご存じと思います。歯科医院の受付に相当するのが「口」ですが、ここを通ったら最後、その大部分は不随意筋（自分の意志に関係なく働く筋）で構成されている消化管を通って、食べたものは口から肛門へ向かって移動します。口は消化器系では唯一の随意筋です。自分の意志で閉じることができます。この口をコントロールするのは脳です。ゆっくりと噛み、適量を食べることを意識することが重要です。

②「イライラを、食で解消、肥満呼ぶ」

精神的にイライラした状態のときはいつもより食事量が増える人がいます。いわゆる「やけ食い」というものです。むしゃくしゃした状況を食べることで解消しようとします。また、なかには欲求不満を食事で代償的に解決しようとする人もいます。「気晴らし食い」です。いずれにせよ適量摂取を妨げる行為です。

③「食事量、動いた分で、肥満なし」

たくさん食べることが肥満の原因と思われるかたもいると思います。しかしたくさん食べてエネルギーを摂取しても、それと同量以上動いてエネルギーの消費を増やせば太りません。逆に、たとえ少食でもそれ以下の活動量であると、エネルギー出納は「正」となり余剰分が脂肪になります。

④「夜遅く、食べる食事は、黄信号」

夜という時間帯は脂肪を合成する働きのあるインスリンというホルモン分泌が多いのが特徴です。また、脂肪細胞からは「ＢＭＡＬ-１」というたんぱく質がつくられます。このたんぱく質は脂肪を蓄積する働きがあり、夜にその量が増加します。このように、夜は翌日の活動のために多くのエネルギー貯蔵をおこないます。そのために、太りやすい時間帯と言えます。夜遅くの食事には気をつけましょう。

⑤「果物も、摂り過ぎやはり、体脂肪」

果物はビタミンやミネラルを多く含み、ジューシーな酸味が爽快感を生み出します。季節によりいろいろな果物が販売される昨今の日本は恵まれています。また果物は健康的な食べ物という印象が強いものです。しかし果物には甘い糖質も多く含まれています。食べ過ぎれば、当然のことながら余剰分のエネルギーは体脂肪になります。

⑥「せかせかと、食べる食事は、太る道」

よく噛まず早食いの人がいます。また、なかには食事中に水分（ジュース、牛乳、水など）を摂り、流し込むような食べかたの人もいます。早食いの人は満腹感が出る前にたくさん食べてしまいます。満腹感が出るまでに食べたものは吸収されます。飲み物は食事中ではなく、「食後にお茶」が勧められます。

⑦「遺伝より、家族の体重、環境だ」

肥満には確かに遺伝も関与します。しかしすべてが遺伝子の影響ではありません。同一家族のかたがたが太っている場合、そのような家庭では、子どもに対しても「少しぐらいぽっちゃりしたほうがかわいい」という価値観や、「たくさん食べることがよい」との価値観があります。

⑧「買い物は、満腹どきに、買い過ぎず」

買い物をするときに、満腹状態と空腹状態とでは、やはり空腹時のほうがいろいろ余分なものを買いがちです。また「せっかく買ったものだから食べよう」という行動につながります。身のまわりに必要以上に食べ物があることは危険です。

⑨「つい寝坊、朝欠食で、肥満体」

夜遅い就寝生活は朝までの時間が少なく、つい朝寝坊をしがちです。その結果朝食の欠食になります。そして次の昼食時には空腹状態で食べることになります。空腹時間が長いほど食べたものの吸収がよくなり、太りやすい食べかたと言えます。

また、朝食だけあるいは夕食だけという食事を一週間続けた結果、夕食だけで食事をとったグループは、朝食だけのグループよりも１kgほど体重が増加したという実験結果があります。

⑩「残すこと、もったいないか、健康か」

せっかくつくった料理が残ると、「もったいない」と思い捨てることができず、ついつい自分の口に入れてしまいます。その一口は「健康を害する一口」にもなります。適量つくることが大切でしょう。

⑪「菓子パンや、スナック菓子は、別腹か」

午後3時などのおやつは疲れをとる効果もあり、大切なものです。しかし、だからといっておなかに入ったものは吸収され、余剰分は脂肪になることに例外はありません。「別腹」などと言って、都合のよい解釈をしているあなた、空腹時間が長く血糖値が低いときに食べるとまとめ食いとなり、吸収もよく余剰分は脂肪になりがちです。規則的な間隔をあけて食べることが大切です。食事は時間と場所をしっかり決めてとる習慣をつけましょう。

⑫「空腹の、時間長いと、どか食いに」

低血糖時にたくさんの食物をとると胃にどっと入り込み、胃の壁に物理的な刺激を促し、この刺激がインスリンの分泌を促進します。先ほども触れましたが、インスリンは脂肪合成作用があります。それゆえ食べたものが脂肪に変えられやすく、肥満につながるのです。

また、食事をするとすべてのエネルギーが利用されるわけではなく、熱となって出ていくエネルギーのロスが生じます。これを食事誘導性熱産生と言います。エネルギーロスが多ければ、ある意味太りにくいと言えます。しかしまとめ食いは、食事回数が少ないためにこのエネルギーのロスも少なく、食べたものが効率よく貯蔵されます。逆に言えば太りやすい食事です。ちなみに、あの巨体の多い相撲の世界の食事は従来から1日2回食です。太りやすい食べかたです。しかし彼らは稽古(運動)をおこなっていますから、脂肪とともに筋肉の増加が期待できます。運動の併用のないあなたは脂肪での体重増加になります。

⑬「リンゴ型、脂肪蓄積、内臓に」

身体につく脂肪の付着場所には、おもに上半身につくリンゴ型(上半身が太く、内臓のまわりに脂肪がついている)タイプと、下半身につく洋ナシ型(下半身が太く、皮下脂肪が多い)タイプがあります。リンゴ型は洋ナシ型に比べ、健康障害を起こしやすいことがわかってきました。昨今のメタボ健診も、リンゴ型で内臓に脂肪が多くつく人は、洋ナシ型で皮下に脂肪が多くつく人に比べて疾病になりやすいことを懸念して、ウエスト周囲径を測定し、血圧や血糖値などの健康診査を実施し、危険性を早くみつけようとする制度です。

⑭「つき合いや、宴会増えて、つい過食」

私たちは食欲のシグナルによって食べ物を口に入れたり、箸を置いたりします。しかし、仕事柄食欲がなくても「ついつき合いで食べてしまう」、そんな環境の人もいます。連日宴会のかた、ついつい食べ過ぎてしまう環境に要注意です。

⑮「大好きな、ものだけ食べる、ばっかり食」

好きなものばかりを食べる食べかたの人がいます。「ご飯ばっかり」など、偏った食事も太りやすいものです。

さあ、15項目をご覧になっていかがでしたか？　肥満になりたくないと思っているあなたはいくつ当てはまりましたか？　該当することがあれば気をつけるようにしましょう。

2 運動と日常活動のしかた

1…体重増加に対する日常活動の意義

肥満にならないためには、全身のエネルギーの代謝がどのようになっているかを知ることがまず重要です。体重の増加は、単純に考えて身体に入ってくるエネルギー量（食事）が消費量（身体活動量＋基礎代謝量＋熱産生量）を超えると増加し、マイナスバランスになると減少します。

日本において、肥満者は年々増加傾向を認めており、世界的な傾向として自動車の普及と肥満者の増加は関連しています。ここ50年の間に徐々に肥満者が増加している原因として、自動車などの普及により、ちょっとした身体の活動量が減少したことにより、エネルギーバランスが正に傾いたことが関係しています。実は最近になって、このちょっとした活動量が肥満になるかどうかを決める重要な要素であることが明らかとなってきました。

1日の総エネルギー消費量は基礎代謝量、身体活動によるエネルギー消費量、熱産生量などに分けられます。安静時基礎代謝量は１日のエネルギー消費量の50～70％を占めます。さらに、身体活動によるエネルギー消費量は、意図した身体活動による活動代謝量（いわゆるスポーツ）、意図しない身体活動による活動代謝量（日常生活内での活動…たとえば通勤や掃除、仕事中のちょっとした歩行など）の二つに分けられます（図18）。この意図しない身体活動によるエネルギー消費量は現在ニート（non-exercise activity thermogenesis：ＮＥＡＴ）と呼ばれ、たいへん注目されています。

アメリカでこんな研究がおこなわれました。研究への参加者は自己申告による20人のカウチポテト（ソファーに寝そべって、テレビやビデオばかり見ている人）で、内訳は、非肥満の対象者（平均ＢＭＩ23）10人と、肥満の対象者10人（平均ＢＭＩ33）でした。

参加者全員が10日間、体位と運動を毎秒２回測定する特殊な器具を装着し、１日のエネルギー消費量の詳細を測定しました。その結果、非肥満対象者では肥満の対象者より座っている時間が１６４分短く、これとは逆に座っていないで、立っているか動いている時間が１日１５３分長かったことが明らかとなりました（図18）。

この、立っているかまたは動いている時間が、ニートと呼ばれるものです。この、ニートの両群間の差である１日３５２kcalが肥満者では毎日積み重ねられ、年間脂肪量で約15kgも増加すると推算されます[15]。

● 図18 ●……ニートの概念図

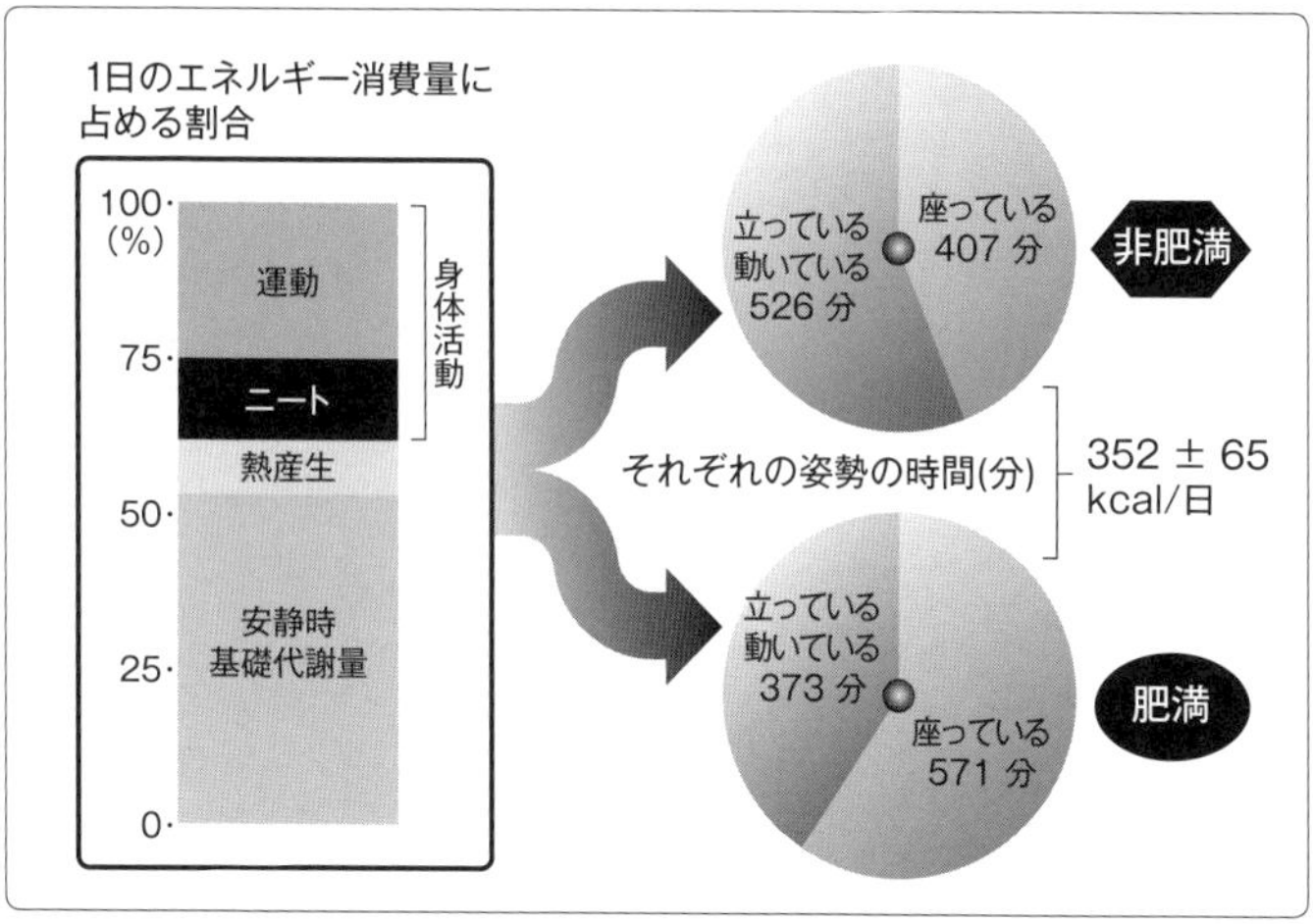

Ravussin E: Physiology·A NEAT way to control weight? Science 307: 530-531, 2005. 一部改変

さらに立っているか動いている時間について検討がおこなわれました。座っている以外の時間ではおもにニートとして歩行が重要であると考えられるため、同様の被験者に対して、その中身について詳細に検討をおこなったところ、歩行はおもに15分以内で時速1マイル(約1・6km)以下のこま切れの運動が1日に平均47回おこなわれていましたが、その頻度は2群間に差を認めませんでした。

しかしながら、肥満者では1回に歩く歩行距離が短く、さらに非肥満の人に比較して、歩行の時間が1日に2時間短いことが観測され、その影響でトータルの歩行距離が3・5マイル(約5・6km)少ないことが明らかとなりました(図19)。

また、その後それぞれの群で過食のプログラムが導入され、8週間後に平均で3・6kgの体重増加をさせたところ、興味深いことに歩行回数や歩行時間は変化を認めず、歩行スピードの減少が歩行距離の減少に結びついていることがわかりました。

2…肥満にならないためのニート(NEAT)とは

これらの研究をまとめると、

①肥満者では、立っているあるいは動いている時間が非肥満の人に比較し短い、

②そのため、肥満者においてはニートが低く、それが肥満を助長している、

● 図19 ●……肥満者，非肥満対象者における横たわる，座る，立っているあるいは動いている時間の差

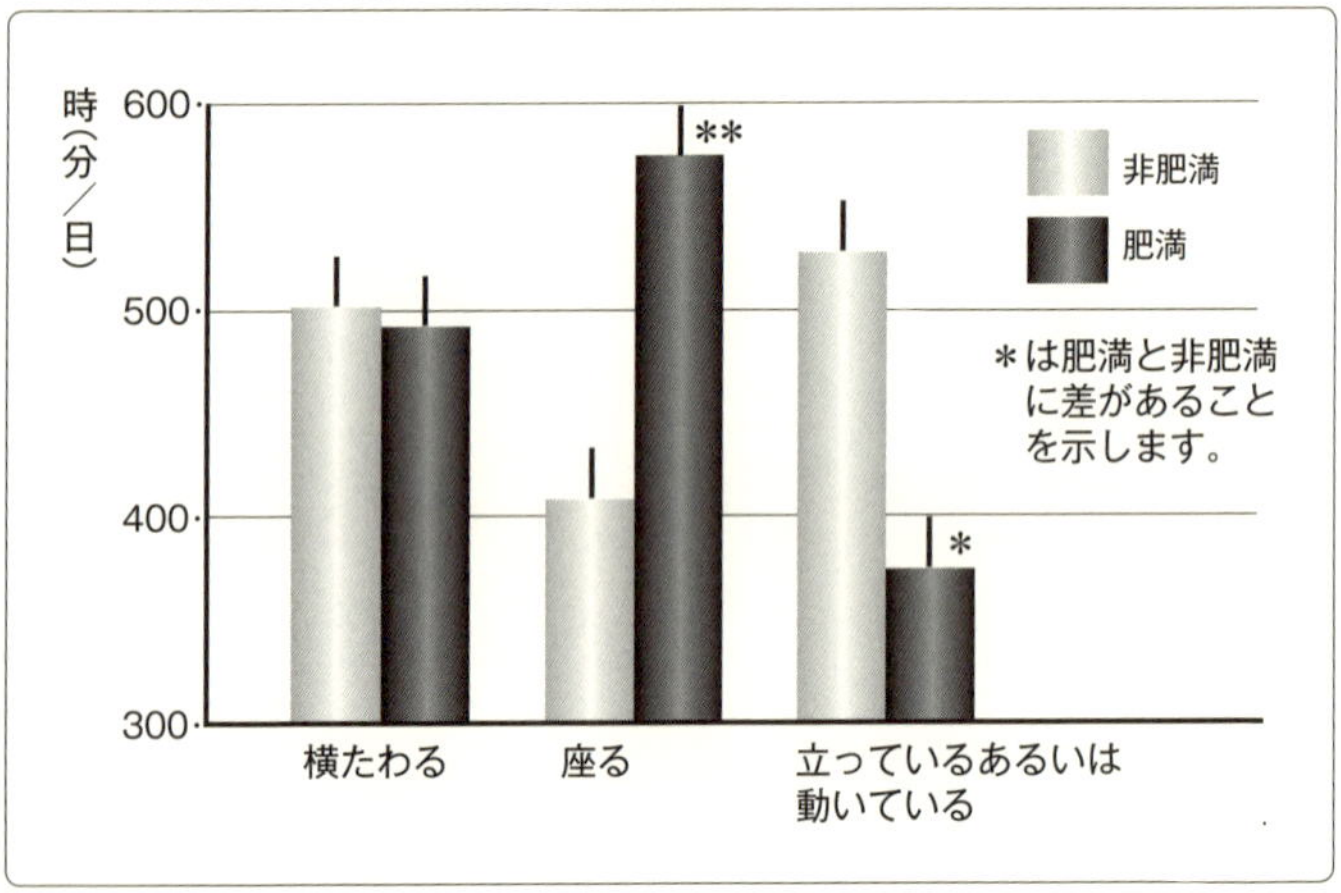

Levine JA, Lanningham-Foster LM, McCrady SK, Krizan AC, Olson LR, Kane PH, Jensen MD, Clark MM: Interindividual variation in posture allocation: possible role in human obesity・Science 307:584-586, 2005.

③推算では、ニートの減少は1年で15kgの体重増加に結びついている、
④ニートが減少する原因としては立っている時間や歩くスピードが重要である、
などにまとめられます。

これらの特徴は太ったからそうなったのか、そのような特徴をもっているので太ったのかは明らかではありませんが、少なくとも言えることは、ニートに普段から気をつかうと肥満の予防につながると考えられます。

3…ニート（NEAT）のはかりかたと体重増加

ニートを精密に計測するには特殊な機械が必要ですが、日常で指標になるのは何といっても歩数計です。それは、ニートは大部分歩行が占めているからです。まずは、1日起きてから寝るまでの歩数を測定してみましょう。日本人の1日の平均歩数は年齢にもよりますが、だいたい７０００歩程度です。健康の維持には、だいたい1万歩程度の歩数が必要と考えられています。普段の通勤は車、仕事はデスクワークの人では2~３０００歩程度の人もいます。このような状態だと、年間どれくらい体重は増加するでしょうか?

仮に、1万歩歩く人と比較して、1日の消費エネルギーとして約２００kcalの差がつきます。これは、もし同じ量の食事を摂っていると仮定すると、脂肪量に換算して1日20g以上に

なります。20gというとたいしたことがなさそうですが、1か月で0・6kg、1年で7・2kg、10年で……と塵も積もれば山となるのです。まずは歩数をカウントして自分自身のニートを把握してみましょう。最近の研究では、歩数計を持っただけで、2500歩も歩数が増えることが明らかとなっています。

4…環境の変化と体重増加

太らないようにするには、ニート、普段の歩く量が大事だと言えますが、運動習慣はどれくらい関係するのでしょうか?

たとえば、年を取るとだんだんに体重が増える人が多くみられます。特に学校を卒業して急に太りだしたという人が、自分またはまわりの人に多いのではないでしょうか? この原因として、運動量が関係していると考えられます。学生のころは、クラブ活動などに参加して活発であったのが、食べる量はそのままにパタッと運動をやめてしまったらどうなるでしょうか? 日ごろ歩いていた環境から、デスクワークで一日じゅう座りっぱなし、移動もタクシーといった生活が続いたらどうなるでしょうか?

運動によるエネルギー消費量は体重や体格にもよりますが、日本人の平均的な体格で考えてみましょう。週に3回くらい30分ずつジョギングをしていたとします。ペースにもよりますが、１回につきだいたい２５０kcalのエネルギー消費になります。１週間に７５０kcal、１か月で３０００kcalのエネルギー消費になります。これを脂肪量におきかえてみましょう。脂肪のエネルギー量は１gで９kcalですから、単純に計算すると、３０００kcalのエネルギーに相当する脂肪量は約３３０gとなりますが、脂肪組織は実際は、80％は脂肪、20％は水でできています。ですから、脂肪組織は３３０÷０・８＝約４１０gとなります。つまり１か月で４１０gずつ体重は増え、３か月で約１・２kg、１年で約５kg、３年で約15kg……と増える計算になります。運動をやめると筋肉量も落ちますので、基礎代謝も低下します。そうすると、ますます体重は増えやすくなってしまうでしょう。

５…ニート(NEAT)、運動量の増やしかた

１日のニートの大部分は歩行ですので、まずはなぜそれが少ないのか見直してみましょう。毎日忙しくて運動どころではない……というのが本音かもしれません。ですから、時間をかけずに毎日習慣になる方法を考えてみましょう。通勤している人ですと、通勤中の歩行量が重要です。バスに乗っている場合は、一つか二つ前の停留所で降りて歩いてみる、電車でも、一つ前の駅で降りて歩いてみる、駅から少し遠回りして歩いてみる、タクシーを使わないようにしてみるなどが一つのコツです。主婦のかただと、家事を一生懸命するのも意外に効果がありま

す。たとえば、家の中で30分掃除するのは、30分歩くのと同等のエネルギー消費があります。それ以外でも、毎日のちょっとしたことはすべてよい運動になるのです。実例や具体的な方法については、「第5章　肥満の正しい解消法」（127ページ）もご覧ください。

3　お酒とのつき合いかた

お酒は、いわゆる「百薬の長」と言って、昔から適量のアルコールは人間の身体によいとされてきました。確かに適量のお酒は、動脈硬化を予防する効果があると言われています。しかし、それも昔あまり肥満が問題にならなかった時代のこと、肥満が大きな社会問題となっている現代では、お酒とのより上手なつき合いかたが大切です。具体的に注意する点につきお話しします。

1…お酒のエネルギー

アルコール1gは約7kcalですが、実際はその7割、約5kcalと言われています。これは、アルコールが一部、直接尿や吐く息に排泄されたり、血管が開いて体温が上昇してエネルギー消費が増えるためと言われています。そのためにお酒はエネルギーが低いように思われがちですが、実際にお酒に含まれる、特に糖質のエネルギーは無視できません。

図20に示しますように、通常のビール３５０mL一缶で約１５０kcal、日本酒一合で約２００kcal、ワイングラス一杯で約１００kcalと考えられます。また、単純にこれだけのエネルギーだけでなく、お酒は食欲増進作用があり、お酒を飲むとついつい食べ過ぎる傾向があり、さらにエネルギーが増えて太ってしまいます。気をつけましょう。

2…お酒とメタボリックシンドロームのリスクとの関係

お酒はメタボリックシンドロームのリスク因子である、血糖、血圧、脂質異常のいずれとも深く関係します。血糖に対する急性効果

● 図20 ●……アルコール飲料の成分とエネルギー量の比較

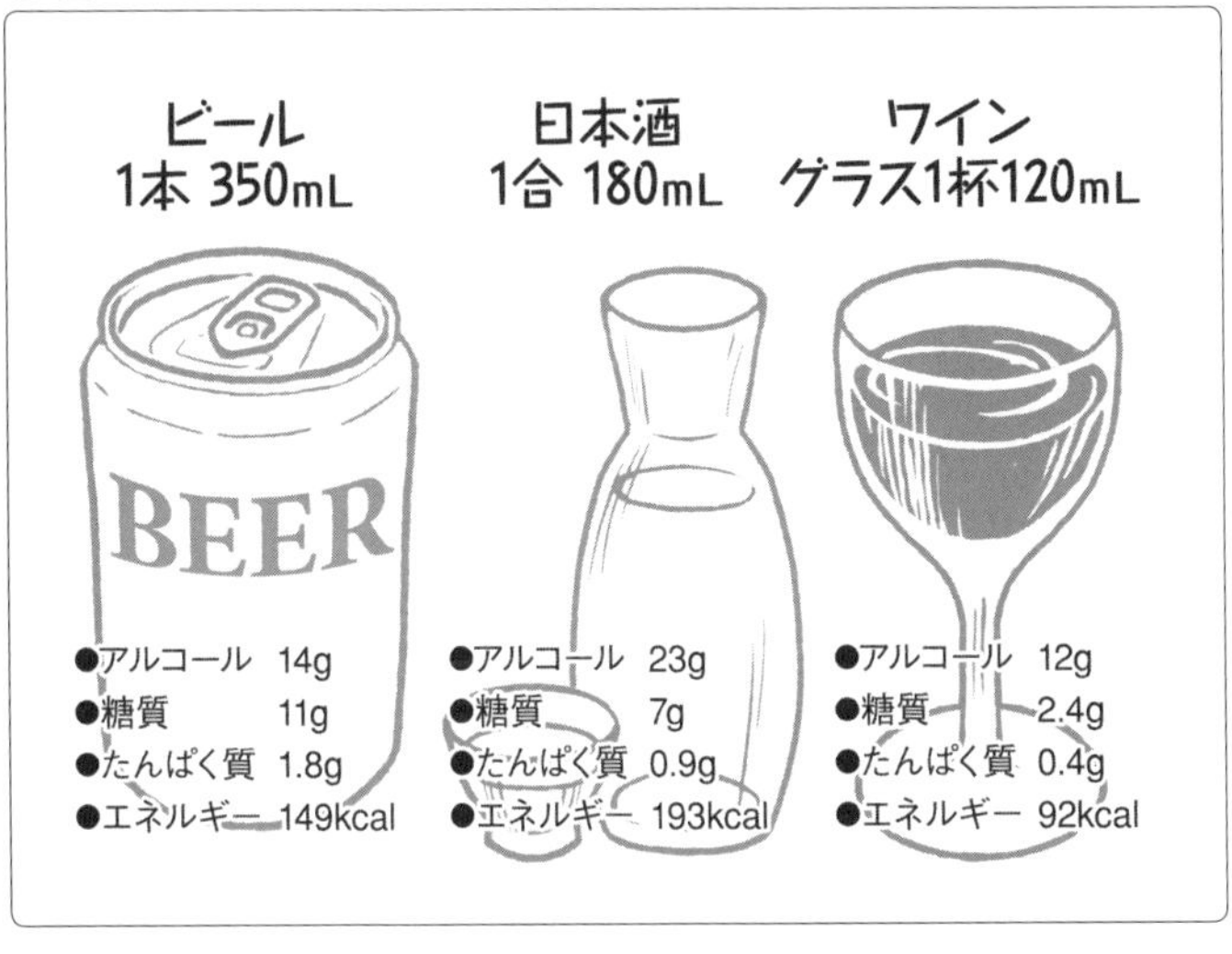
ビール
1本 350mL
BEER
●アルコール 14g
●糖質 11g
●たんぱく質 1.8g
●エネルギー 149kcal
日本酒
1合 180mL
●アルコール 23g
●糖質 7g
●たんぱく質 0.9g
●エネルギー 193kcal
ワイン
グラス1杯120mL
●アルコール 12g
●糖質 2.4g
●たんぱく質 0.4g
●エネルギー 92kcal

● 図21 ●……1日の飲酒量と高血圧頻度との関係

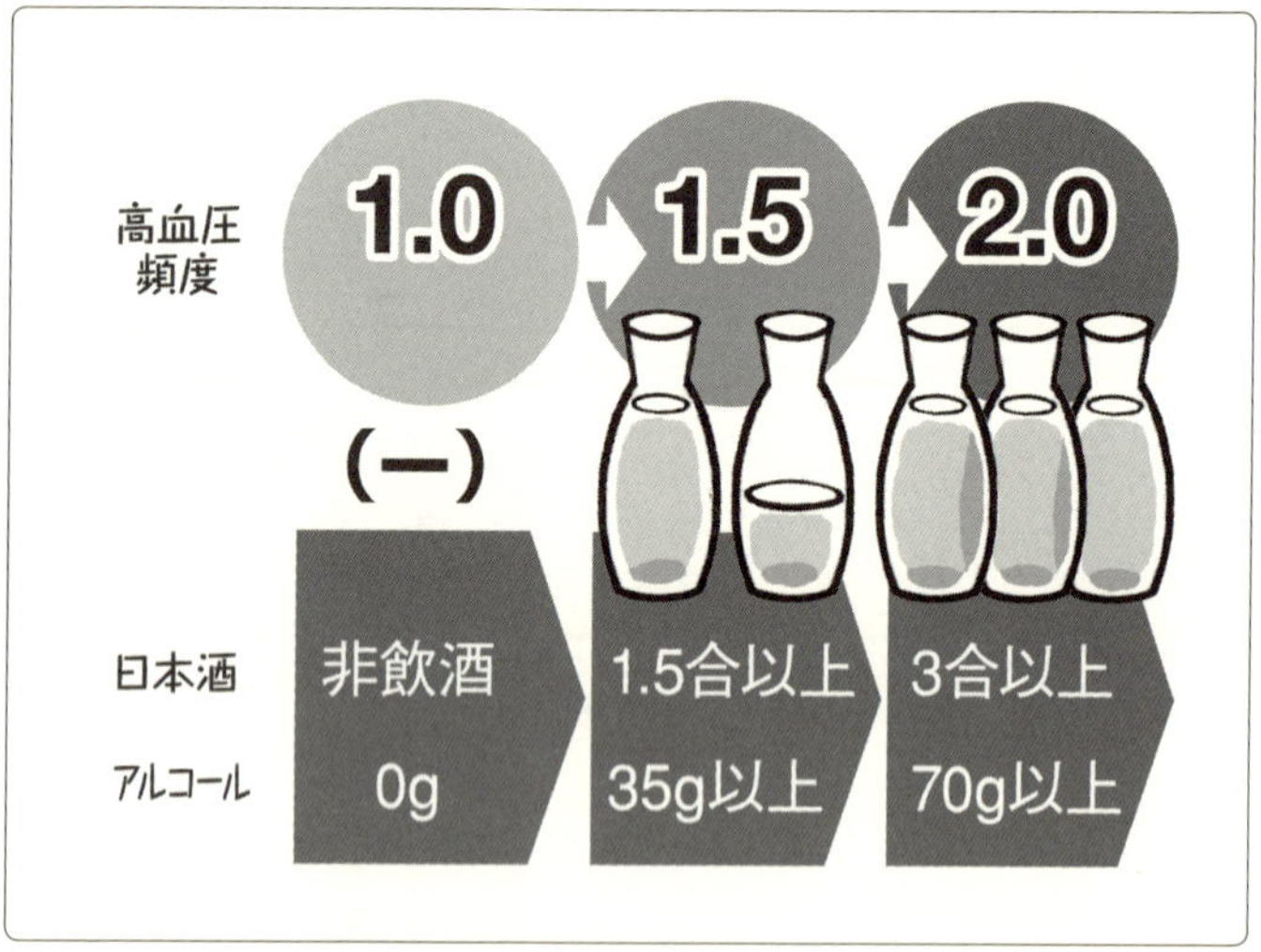

として、お酒を飲むと肝臓から糖分が血液に出て血糖値が上がります。血糖を調節するインスリンというホルモンに対しては、お酒の直接的な働きはないのですが、適量の摂取でインスリンを介する糖の取り込みが促進され、インスリンの効きめがよくなると言われています。

一方、お酒を大量に飲むと逆に身体が糖分を受けつけなくなり、血糖値が上がってしまうと言われています。また慢性的にお酒をたくさん飲んでいると、肝臓や膵臓の障害が起こり、血糖値を下げるホルモンであるインスリンの効きめが落ちたり、インスリンの膵臓からの出が悪くなり血糖値が上がります。

血圧についても、急性効果としてはお酒による血管を広げる作用により、一時的には血圧は低下しますが、長期にわたってお酒を飲み続けると血圧が上がる原因となります。図21に示しますように、高血圧の頻度は、アルコールを全く飲まない人に比べ、毎日日本酒相当１合半以上飲む人は１・５倍、３合以上飲む人は２倍になると言われています。

メタボリックシンドロームの脂質異常は、中性脂肪が高く、善玉コレステロール（ＨＤＬ-コレステロール）が低いことが特徴です。お酒は、脂質の工場である肝臓での中性脂肪の合成を強める働きと、血液中の中性脂肪の処理を速める働きがあります。どちらへの作用が強いかで、最終的に血液中の中性脂肪のレベルが決まるわけですが、メタボリックシンドロームの人では、肝臓での中性脂肪の合成が高まっており、血液中の中性脂肪値が高くなりやすいと考えられます。

その一方で、適量の飲酒であれば、身体に余ったコレステロールを除去し、動脈硬化を予防する働きをもっている善玉コレステロールの増加が期待できます。ただ、お酒を大量に飲みますと善玉コレステロールは確かに上がりますが、それはむしろＨＤＬの本来の働きであるコレステロールの処理能力が低下してしまうために上がってくると言われていますので、好ましくありません。

3…肥満症・メタボリックシンドロームの人の上手なお酒とのつき合いかた

お酒は適量であればよいと言われていますが、一般的に適量とは、日本酒では1合程度、ビールでは中瓶1本程度、アルコール量として20～30g程度とされています。しかし、「適量」にも個人差があることを認識する必要があります。たとえ一般的に言われている適量を飲んでいても、体重や内臓脂肪が増加するようだと好ましくありませんし、リスクが悪化すれば、お酒の効能が打ち消されてしまいます。まずは自分の適量を、体重や腹囲の変動や検査値への影響をみて、判断することが大切です。体重の増加を防ぐために、最近は、糖質ゼロやアルコール分ゼロなどのダイエットビールが発売されており、それらを利用するのも一法ですが、低エネルギーであることに安心してつまみをたくさん食べたりしないように注意が必要です。

肥満症やメタボリックシンドロームとの関係で、特にお酒の影響が出やすいものに、中性脂肪や尿酸値の上昇、脂肪肝の発生などがあります。すでに中性脂肪や尿酸値が高い人、肝機能検査でγ-GTPやALT（GPT）といった酵素が高い人は要注意です。それらの検査値を参考に、お酒を控えてください。

4 肥満と喫煙

「肥満と喫煙」と聞くと、逆に禁煙をすると肥満になっていくのではと考えられるかたも多いのではないでしょうか。なかには「太るのが怖くて喫煙を続けている」と話される（言い訳される？）かたもいらっしゃいます。実際禁煙をすると長期間にわたる喫煙によって鈍磨していた味覚が蘇り食べる量が増えてしまったり、なんとなく口寂しくて間食の機会が増え、体重が増加してしまうかたもいます。しかしそのような体重増加は一時的なものであり、規則正しい生活や食事をすることで徐々に体重を戻すことができます。ですから、やはり太るのが怖くて……というのは喫煙の言い訳かもしれません。

喫煙は肺がんや喉頭がんといった多くのがんや、心筋梗塞や脳卒中などの心疾患・脳血管疾患、肺気腫などの発症と深く関連し、喫煙が多くの健康障害を引き起こすことは皆さん耳にタコができるほど聞いていらっしゃるかと思います。一方、肥満はどうでしょうか？　肥満が糖尿病や高血圧、脂質異常症といった生活習慣病と深くかかわっていることも皆さんよくご存じでしょう。しかし、最近注目されているのが肥満とがんとの関連です。日本でもＢＭＩが上昇するにつれてがんのリスクが増大するといった報告が多数認められ、ＢＭＩが30以上の群ではがんになるリスクが正常群の約1・5倍とも言われています[16]。

では喫煙と肥満が重なっている場合はどうでしょう？　ここまで話すとなんとなくおわかりになるかたも多いでしょうが、よりリスクは増大することが想像されます。実際に厚生省（当時）の研究でも10年間にがんや循環器疾患を起こすか、死亡する可能性が最も高いのは喫煙、飲酒、肥満が重なった場合であると報告されており、たとえば50〜54歳の男性で1日40本以上の喫煙、1日に日本酒2合以上の飲酒、ＢＭＩ30以上の肥満という条件が重なった群では、そのどれにも該当しない群と比較すると10年間に脳卒中や心筋梗塞などの心疾患・脳血管疾患を発症する割合は4・8倍に、がんは2・8倍に達すると発表されています[17]。

このように肥満と喫煙、一見無関係のようにみえる二つの項目ですが、メタボリックシンドロームと同じく、リスクが重なっていくことでより大きなリスクをつくりあげてしまうことになります。喫煙は原因不明であったり性別や民族など逃れられないリスク要因ではなく、自らで引き起こしているリスクです。決してあなたの手もとにたばこが勝手にやってきたりはしないはずです。

では実際どのように禁煙をしたらいいのでしょう？　もちろん「もう明日からやめた」と言ってやめることができればそれにこしたことはありません。しかし「そんなのすでに何度もやってみたよ……」というかたは一度病院の禁煙外来を訪れてみるのもよいかもしれません。

最近禁煙補助薬というものが世に出ているのをコマーシャルなどで見たことがあるかたも多いでしょう。飲み薬や貼り薬でたばこを吸わないイライラを抑えてくれる働きがあります。禁煙外来では補助薬を使用しながらあなたの禁煙への道をサポートしてくれます。しかし、それらはあくまで禁煙補助薬です。あなたがたばこを買いに行ったり、たばこに火をつけるのを止めてくれる力はありません。いずれにせよあなた自身の強い意志が必要です。数年後突然胸の痛みを訴え、救急車で病院に運ばれることになり、周囲の人に「やっぱり……あんな生活じゃね」と言われてからでは遅すぎます。二重、三重のリスクを一つずつ減らしていくためにも、そろそろ真剣に禁煙への一歩を踏み出しませんか？

5　休養のとりかた

1…肥満と休養

ストレス社会と称されるなかで、仕事の多忙さや職場における人間関係、通勤ラッシュの苦難などは、総じて過食や過度な飲酒を助長します。そうしたなかで、睡眠時間を増やしたり休日をゆっくりと過ごして、疲労した心身を休める(rest：狭義の休養)ことは大切です。しかし、肥満の予防・軽減を考えると、特に自身の趣味・嗜好を生かした「積極的な疲労回復(休養)」

が有効です。たとえば、休日には、好きなスポーツで楽しく汗を流したり、今はやりのグリーン・ツーリズム（自然環境を歩く）などで、気分転換をしつつもエネルギー消費を促しうる、いわゆる「レクリエーション（re-creation）：日常生活をより有意義に、かつ活性化させるための活動」が推奨されます。

私たちの日常生活の全般においては、前述の通りですが、ほとんどの人は仕事によって、自身の24時間の生活時間の大部分を支配されています。仕事におけるストレスを上手に発散させることは、間食や食事量・飲酒量を増加させないようにすることにつながります。仕事以外の部分、家族との団欒や睡眠はもちろんのこと、自由時間、つまり休養・余暇をどのように過ごすかが重要になります。

2…自分の疲労度を知ろう

肥満の判定に、自分の身長と体重から求めるＢＭＩ・腹囲や体脂肪率があるように、まずは自分の疲労度を知ることが大事です。それに基づく対応が必要になります。ここでは、厚生労働省が示している「労働者の疲労蓄積度自己診断チェックリスト」（表8〜表10）で、現在の自分の顕在的・潜在的な疲労の程度を把握してみましょう。

表8は、自覚症状についての問いです。最近1か月を思い起こして、あまり深く考え過ぎず

◆表8◆……疲労として自覚される項目

最近1か月間の自覚症状について、各質問に対し最も当てはまる項目の□にチェック✓をつけてください。

1. イライラする	□ほとんどない(0)	□ときどきある(1)	□よくある(3)
2. 不安だ	□ほとんどない(0)	□ときどきある(1)	□よくある(3)
3. 落ち着かない	□ほとんどない(0)	□ときどきある(1)	□よくある(3)
4. ゆううつだ	□ほとんどない(0)	□ときどきある(1)	□よくある(3)
5. よく眠れない	□ほとんどない(0)	□ときどきある(1)	□よくある(3)
6. 体の調子が悪い	□ほとんどない(0)	□ときどきある(1)	□よくある(3)
7. ものごとに集中できない	□ほとんどない(0)	□ときどきある(1)	□よくある(3)
8. することに間違いが多い	□ほとんどない(0)	□ときどきある(1)	□よくある(3)
9. 仕事中, 強い眠気に襲われる	□ほとんどない(0)	□ときどきある(1)	□よくある(3)
10. やる気が出ない	□ほとんどない(0)	□ときどきある(1)	□よくある(3)
11. へとへとだ(運動後を除く)	□ほとんどない(0)	□ときどきある(1)	□よくある(3)
12. 朝, 起きたとき, ぐったりした疲れを感じる	□ほとんどない(0)	□ときどきある(1)	□よくある(3)
13. 以前と比べて, 疲れやすい	□ほとんどない(0)	□ときどきある(1)	□よくある(3)

自覚症状の評価　各々の答えの（　）内の数字をすべて加算してください。

合計＿＿＿＿点

それは下のⅠ～Ⅳのどれに当てはまりますか？

Ⅰ　0－4点	Ⅱ　5－10点	Ⅲ　11－20点	Ⅳ　21点以上

表8～10「労働者の疲労蓄積度自己診断チェックリスト」厚生労働省Webページ, 2004年6月30日発表. http://www.mhlw.go.jp/houdou/2004/06/dl/h0630-1b.pdf

に漏れなく回答してください。各設問の合計得点からⅠ～Ⅳのどれに相当するか確認してください。続いて表9は勤務状況についてです。同じように最近1か月を想起し、回答してください。合計得点がA～Dのどれに相当するか確認してください。表8と表9の結果を表10の総合判定表に当てはめます。Ⅰ～Ⅳ(自覚症状)とA～D(勤務状況)との組み合わせから、自身の総合判定得点を見つけてください。得点が2～7点だった人は、疲労が蓄積されている可

◆ 表9 ◆……勤務状況の質問項目

最近1か月間の勤務の状況について、各質問に対し最も当てはまる項目の□にチェックをつけてください。

1. 1か月の時間外労働	□ないまたは適当 (0)	□多い (1)	□非常に多い (3)
2. 不規則な勤務(予定の変更, 突然の仕事)	□少ない (0)	□多い (1)	—
3. 出張に伴う負担(頻度・拘束時間・時差など)	□ないまたは小さい (0)	□大きい(1)	—
4. 深夜勤務に伴う負担[1]	□ないまたは小さい (0)	□大きい(1)	□非常に大きい(3)
5. 休憩・仮眠の時間数および施設	□適切である (0)	□不適切である (1)	—
6. 仕事についての精神的負担	□小さい (0)	□大きい(1)	□非常に大きい(3)
7. 仕事についての身体的負担[2]	□小さい (0)	□大きい(1)	□非常に大きい(3)

注1 深夜勤務の頻度や時間数などから総合的に判断してください。深夜勤務は, 深夜時間帯(午後10時～午前5時)の一部または全部を含む勤務を言います。
2 肉体的作業や寒冷・暑熱作業などの身体的な面での負担。

勤務の状況の評価　各々の答えの(　)内の数字をすべて加算してください。

合計＿＿＿＿＿点

それは下のA～Dのどれに当てはまりますか？

A 0点	B 1～2点	C 3～5点	D 6点以上

能性があります。特に表9の勤務状況の項目（職場環境）で、点数が1または3点の項目の改善が望ましいのです。

自身の創意工夫によって改善できる点は努力するとして、組織にいるがゆえに自身の力では改善が難しい場合には、上司や衛生管理者、職場の産業医・保健師・管理栄養士などに相談することをお勧めします。

また、改善を試みたらその効果を確かめるためにも、何か月か間隔をおいて、このチェックリストをもう一度

◆表10◆……疲労蓄積度の総合判定

次の表を用いて，自覚症状（Ⅰ～Ⅳ）と勤務状況（A～D）の評価から，あなたの仕事による負担度の点数（0～7）を求めてください。

		勤務状況			
		A	B	C	D
自覚症状	Ⅰ	0	0	2	4
	Ⅱ	0	1	3	5
	Ⅲ	0	2	4	6
	Ⅳ	1	3	5	7

※糖尿病や高血圧症などの疾病がある方の場合には判定が正しくおこなわれない可能性があります。

⬇

最終評価

あなたの仕事による負担度の点数は: ＿＿＿＿**点**（範囲：0～7）

	点数	仕事による負担度
判定	0～1	低いと考えられる
	2～3	やや高いと考えられる
	4～5	高いと考えられる
	6～7	非常に高いと考えられる

やってみましょう。

3…働き過ぎはなぜ悪いのか

労働時間（通勤時間も含む）が過剰であることの問題点は、その労働によって心身への負担を増加させ、疲労を増大させることだけではありません。さらに時間外労働や休日出勤は、休養や睡眠の時間を短縮させるため、その分の疲労も付加されることを意味しています。

厚生労働省は、時間外労働時間（1週間当たり40時間を超える）と、脳出血などの脳血管疾患や、心筋梗塞などの虚血性心疾患の発症などの、健康障害のリスクとの関連性を認めています。時間外労働時間が増えるほど、このリスクは高まることが示されています。つまり、肥満やメタボリックシンドローム、高血圧症などを基礎疾患とし、そうした疲労の蓄積が引き金となって、生死にもかかわる重篤な疾患を発症することを意味しています。労働環境の改善を自身のため、同僚や後進のためにも、ぜひ考える機会を設けてください。

ところで、慢性疲労症候群という疾患があります。原因が不明で強い疲労が長い期間（6か月以上）続く病気で、主訴としては身体能力や思考力の低下があり、日常生活にも影響が生じます。また、疲労感だけでなく微熱、咽頭痛、頸部あるいはリンパ節の腫張、筋力低下、関節障害、睡眠障害などをもたらします。働き過ぎによるいわゆる「慢性疲労」と区別がつきにくいことが指摘されています。長期間にわたり強い疲労を感じている人は、内科や心療内科を受診することをお勧めします。

4…交代勤務（シフト勤務）における注意点

日本は、名実ともに24時間眠らない国になりました。物流は昼夜を問わず稼動し、そうした人たちのための各種サービスの展開、また病人や要介護状態にある人のケアも24時間体制にあります。そうしたなかで、交代勤務者（シフト制）の健康問題が指摘されています。

交代勤務者は、そうでない勤務者と比較して、胃潰瘍や十二指腸潰瘍、冠動脈疾患、妊娠に関連した健康問題（早産、流産、低体重児出産）が多いことが明らかになっています[18]。このメカニズムとして考えられているのは、交代勤務によって、単に生活リズム（不眠、精神的ストレスに対する感受性増大など）が影響されるだけでなく、それによって良好でない行動変容（喫煙、食べ過ぎ、ダイエット）をおこなったり、社会のテンポとのずれや社会への不満、さらにストレスなどがより生じやすくなり、それらが相互に関係し合って生じると考えられています。予測されることでもありますが、交代勤務者はメタボリックシンドロームになりやすいこともわかってきています[19]。

とはいえ、勤務を調整することは難しいでしょうから、精神的なストレスを上手に発散し、日々の生活が楽しくなるような生活設計、また深い眠りにつけるような工夫が必要です。まずは何より、普段の勤務体制は、労働基準法に定められた範囲内の適正なものであるかどうかを確認することが大事です。

5…休養を重視する流れ

「栄養（食事）・運動（身体活動）・休養」の健康づくり三本柱は、以前の厚生省の時代から提唱されており、だれにでもわかりやすい大目標です。以前は、「勤勉な国民性」と称されていた日本では、余暇を過ごすことは「あそび」と位置づけられ軽視されてきました。

しかし、過剰労働をめぐるさまざまな問題を考慮して、厚生労働省は、「仕事と生活の調和（ワーク・ライフ・バランス）憲章」[20]を定めて、健康で豊かな生活のための時間が確保できる社会づくりが必要とされ、「企業や社会で健康で豊かな生活ができるための時間を確保することの重要性が認識されること」、「労働時間等関係法令が遵守されること」、「健康を害するような長時間労働がなく、年次有給休暇の取得が促進されていること」、「メリハリのきいた業務の進め方」などを推奨しています。「また、家族の団欒や地域で過ごすことの重要性」も説いています。つまり、仕事以外の自由な時間が十分に確保されるような社会・職場環境でなくてはならず、個人は余暇時間を有効に活用すべきことを示しています。

まずは、自分の日常生活を振り返り、自分や家族のために何ができるか、心も体も元気になるにはどうしたらよいかを基軸として考えるところから始めてみましょう。

6…休養・余暇の過ごしかた

「理想の休養の過ごしかたはどのようなものか？」と問われたら、「人それぞれ異なる」と言うのが最も適切な答えかもしれません。肉体的な疲労（動的な疲労）がある場合には、休みの日に睡眠時間を十分とる、ということが最適でしょう。逆にデスクワークなどによる疲労（静的な疲労）の場合には、積極的な疲労回復として、適度なスポーツや運動（散歩も含む）などをおこなうことが有効です。わかりやすい例をあげれば、私たちは高速道路などを長距離運転し、休憩でサービスエリアに入ると、必ず大きな伸びをしてストレッチングをしたり、脚を少し高く上げて歩きます。つまり、ほぼ無意識の動作として、不動による疲労を体を動かすことで回復させているわけです。

もちろん、普段の仕事を忘れられるような余暇活動、たとえば旅行や趣味、特技など没頭できることに時間を当てることが、心身の健康づくりにとって有益であることは言及するまでもありません。一つ事例を紹介しますと、男性公務員を対象として、２週間に１回の健康づくり教室（レクリエーション）と温泉入浴、自分で週１回だけは実施すると申告した軽運動を６か月間実施した結果、よく実施した人たちは免疫機能が高まったとする報告[21]があります。ちょっとした余暇に、活動的なレクリエーションをしたり、近所の温泉施設などを上手に活用するなど、自分のライフスタイルに適した余暇活動をみつけましょう。

6　睡眠のとりかた

1…肥満と睡眠

肥満の人に睡眠障害が起こりやすいことが知られています。代表的なものに、睡眠時無呼吸症候群があります。それが原因となり、夜間に眠れないことによって引き起こされる傾眠症を生じることもあります。これは、昼間にがまんできないほどの強い眠気を感じ、集中力が続かないなどの特徴があります。また、肥満だけでなく、仕事の影響、たとえば、睡眠不足症候群（仕事が多忙過ぎて、日々の睡眠時間が極めて短い）や概日《がいじつ》リズム症候群（夜型の生活や交代制勤務により生活リズムが一定しない）などが複合的に関与して、睡眠障害や傾眠をもたらすことも多いと考えられます。最近は睡眠障害があると肥満になりやすいという報告もあります。いずれにせよ、しっかりと睡眠ができるようにする工夫や対策が必要です。

2…睡眠とは

休養のなかで疲労回復の基本となるのが睡眠であり、眠らない動物は存在しません。ただし、疲労したから睡眠に至るということではなく、疲労の程度にかかわらず、夜間には個人差はありますが、おおむね6～8時間くらい眠ります。睡眠は、健康体においては体内に備わった生活リズムによって制御されています。

睡眠は、レム睡眠(rapid eye movement：REM)と呼ばれる、活発な眼球運動が生じる浅い眠りの時間帯と、ノンレム睡眠(non-rapid eye movement：non-REM)という深い眠りの時間帯のサイクルにより成り立っています。レム睡眠は、脳血流の増大や代謝の亢進が生じたり、神経伝達物質が増加するなど、脳は活発化傾向を示す一方で、脳幹の青斑核《せいはんかく》神経細胞によって骨格筋における筋活動は抑制されています。「体の眠り」と称され、本人が覚えているかどうかは別として、夢を見ている状態にあります。多くの人が経験したことのある、頭では手足を動かそうとしているのに、麻痺《まひ》したかのように動かない状態や、いわゆる「金縛りにあう」というのは、これが原因と考えられています。

他方のノンレム睡眠は、「脳の眠り」とも呼ばれ、脳の血流量や代謝も抑制されています。記憶や学習内容の定着のために重要な時間帯であることが知られています[22]。一般に学生・生徒の試験直前(特に暗記物)において、「完全な徹夜学習よりも、詰め込んだあとに少しでも睡

● 図22 ●……睡眠時間におけるレム睡眠とノンレム睡眠の加齢変化

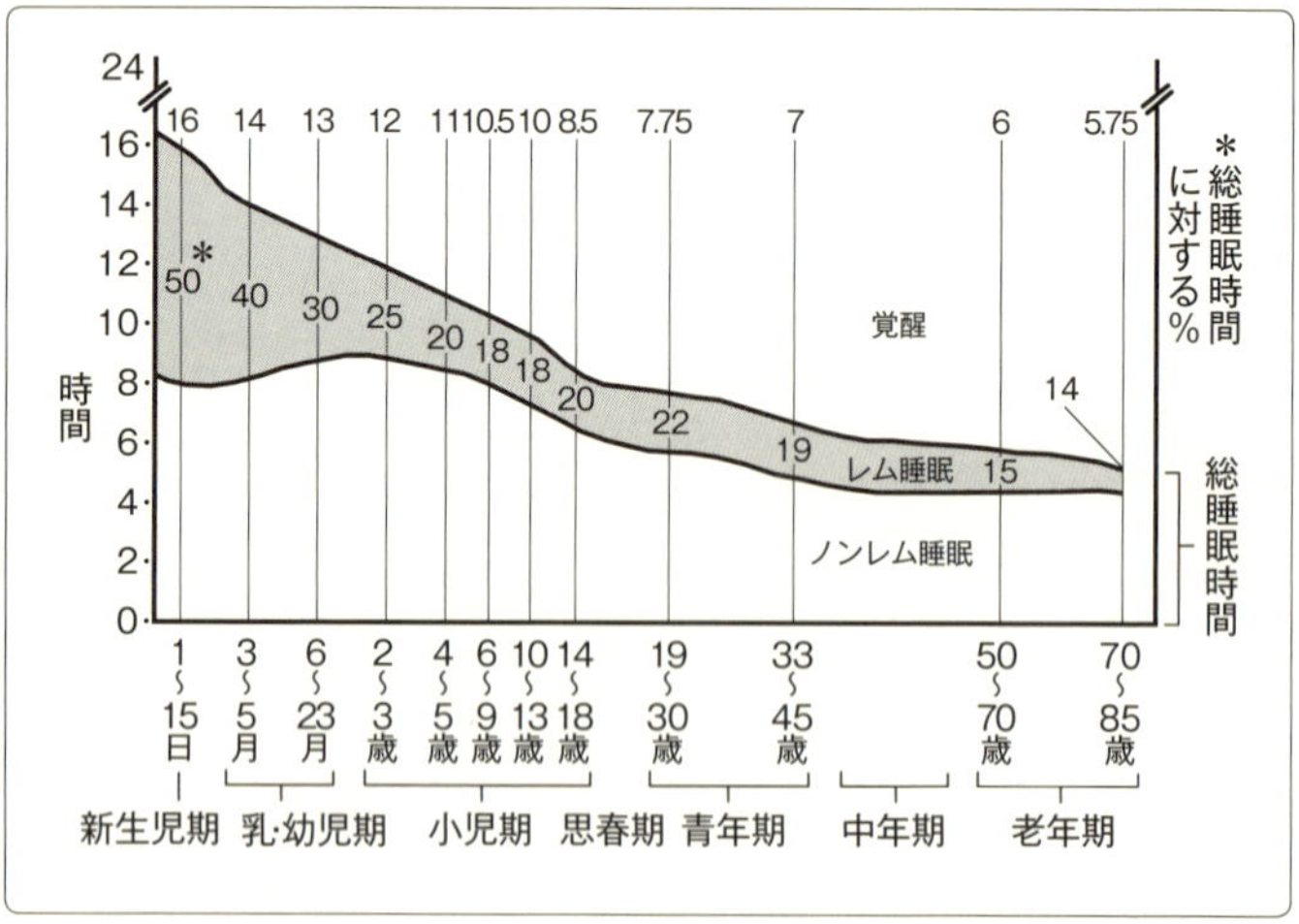

Roffwarg HP, et al. Ontogenic development of the human sleep-dream cycle · Science, 152: 604-19,1966より作図

眠時間をとってテストに臨んだほうが、よい点が得られる」というのは、この論理から裏づけられ、経験的に確かめられていると考えられます。

赤ちゃんのときは、睡眠の合計時間が長く、相対的にレム睡眠の時間が長いことが知られています(図22)。以後、加齢とともに合計時間は短くなります。中年期・老年期においては合計時間だけでなく、レム睡眠の時間の割合も短くなります。ノンレム睡眠時には、成長ホルモンの分泌も高まります。古来から言われている「寝る子は育つ」は正しく、同ホルモンの作用によって骨や筋肉などの合成が高まるからです。成長ホルモンというと、発育期の子どもだけの話と誤解されがちですが、成人(高齢者)

においても分泌され、筋量や骨量の維持に深く関与しています。したがってたとえば、激しい肉体労働や運動をしているのに十分な睡眠をとらないと、骨や筋肉が破壊する危険があることを意味しています。

夜に眠気をもたらすには、昼間に明るいところで過ごすことが重要です。夜になるとメラトニンという物質が脳内で産生され、夜の睡眠を誘導します。したがって、十分に日光を浴びたり、明るいなかで活動するようなメリハリのきいた生活が大切です。認知症の高齢者で、夜間の徘徊や問題行動がある人たちに対して、日中に発光ダイオードなどの光を照射することによって、夜間に十分な睡眠時間を確保し、問題行動を減少させようとする実験が、いくつかの研究機関で実施されています。

交代勤務者においては、睡眠障害が生じる危険性が高いことが明らかにされています[23]。この改善は難しい問題ですが、活動中はできるだけ明るい場所で過ごすことに加え、上手に精神的ストレスを発散すること（「5…休養のとりかた」１１１ページも参照）、寝る前に副交感神経が優位となるような生活上の工夫が必要です。

3…睡眠誘導のよい方法

安眠・熟睡をもたらすには、まず眠くなるような心身の状態にする必要があります。睡眠導

● 図23 ●……水温による自律神経活動への影響

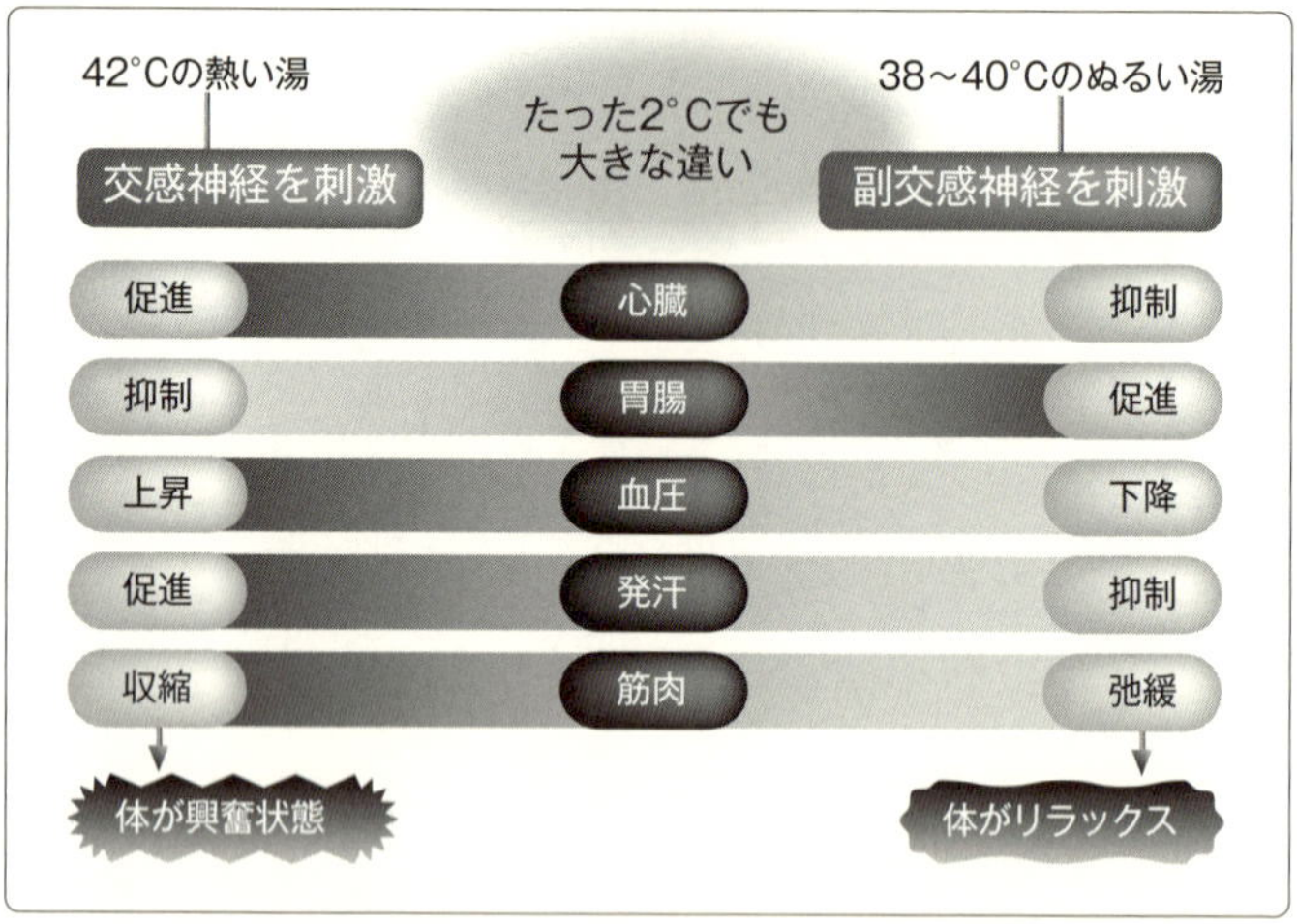

植田理彦監修「健康づくりを温泉で」2005年，日本健康開発財団発行リーフレットより作図

入の一つとして少量の飲酒があげられますが、あくまで少量にすべきであり、深酒はノンレム睡眠への移行を阻害(深い眠りに至らない)するため、勧められません。また過度の飲酒によって生じる脱水は、朝方の心筋梗塞や脳血管疾患を誘発する可能性があるので避けるべきです。

自律神経において、覚醒、特に活動している状況で優位となる交感神経支配から、ゆったりとした状態である副交感神経支配が優位になることがポイントです。現実的にだれもが最も手軽に心地よい睡眠への誘いができるのが入浴です[24]。図23は、入浴における水温と身体反応を示しています。ぬるめの湯にゆったりと入ることで副交感神経が優位な状態になります。市販の入浴剤がお好きであれば、入れることでさらにリラックス効果が高まると考えられます。

中高年者には、膝・肩・腰などの運動器の痛みをもっているかたが少なくありませんが、入浴には運動器疾患の軽減効果[25]があることもわかっていますので、家庭でのお風呂を上手に活用して、痛みを緩和してゆっくり休むことも効用の一つになります。

ただし注意事項として、朝起きてすぐの風呂はたいへん危険です。早朝未明は「自律神経の嵐」と呼ばれるように、血圧・脈拍・呼吸数は増加し、血液粘度は急上昇し、線溶機能（血栓になりにくくする働き）は低下しているので、心筋梗塞や脳血管疾患を起こす危険性が高まっています[26]。起きてからコップ一杯の水を飲み、一通り新聞に目を通すくらいの余裕をもって、時間的には1時間以上経ってから、十分にかぶり湯やシャワーを浴びて入りましょう。

旅館には必ず枕水が置かれています。温泉で温まりリラックスしたあと、寝る前や夜中、目が覚めたときに喉の渇きを癒やし、脱水を防ぐためのものです。日常生活においても、寝る前に1杯の水を飲むこと、枕元にペットボトルで少量の水を置いておくことは、健康の維持のために自分でできる簡単な工夫です。これを先人は「宝水」と呼んでいます。たった1杯の水で、心筋梗塞や脳梗塞といった重篤な疾患（メタボリックシンドロームを有する人はその可能性が高いと考えられます）を予防できるとすれば、こんなに安い薬はありません。

４…眠りが浅いことの大きな健康問題

眠りが浅くて、何度も夜中に目が覚めてしまうことに苦慮されている人は少なくありません。原因はさまざまですが、最も多いのが睡眠時無呼吸症候群です。その定義としては、「一晩（7時間）の睡眠中に10秒以上の無呼吸が30回以上起こる、または睡眠1時間当たりの無呼吸や低呼吸が5回以上起こること」とされています。簡潔に言えば、呼吸が止まった状態が繰り返される病気で、日中の眠気を増し、集中力や活力の低下が生じやすくなります。肥満の人がいびきをかきやすいことはよく知られていますが、単なるいびきであれば、枕を低くしたり飲酒を控えること、減量することなどで改善します。しかしそうした対策をしても、いびきや無呼吸が改善しない場合には治療が必要であり、専門医（呼吸器科、循環器科）の診察をお勧めします。

この病気の最大の問題点は、無呼吸により体内の酸素濃度が低下することで、不整脈や血圧上昇などを誘発し、心筋梗塞や脳血管疾患などを発生させるリスクが高まることにあります。肥満の人は、この病気が発症しやすくなります。重篤な事故を防ぐためにも、家族などに自分の寝ているようすを聞いてみること、あるいは自身で寝苦しくなって目が覚めることがないかを振り返り、しっかりと睡眠がとれているかを確認してください。

第5章 肥満の正しい解消法

1　食生活のしかた

第4章「1　食生活を見直す」(90ページ)では、ご自分の食生活・食習慣を振り返っていただきました。太りやすい食べかたには、食べる速さや時間帯などいろいろな要素があることがおわかりいただけたと思います。これらは、ゆっくり食べる人と速く食べる人、夜遅く食べる人とそうでない人で、差があったということです。

誤った、太りやすい食べかたは問題です。しかし、実は一番大切なのは「エネルギー出納を〝正〟にしない食事の量と質」です。摂取エネルギー量と消費エネルギー量とを比較してエネルギー出納が〝正〟となれば、当然のこととして余剰のエネルギー量は体脂肪となり、皮下や内臓に付着し、太ります。本章では、肥満になりそうなあなたの食事の「量と質」を調べてみましょう。

1…80kcal＝1点法による簡易食物摂取状況調査

表11（１３１ページ）は「80kcal＝1点法による簡易食物摂取状況調査票」というものです。回答すると、日常の食事状況から、摂取エネルギー量および三大熱量素と言われる、たんぱく質、脂質、炭水化物の摂取量が求められます。表12（１３２ページ）は、表11の得点数を摂取量に換算するための採点表です。眺めているだけでは理解しにくいかと思います。具体的な例を参考に実際に計算してみましょう。

Ａさんは、男性、55歳、身長１６８cm、体重69kg。夫婦二人暮らしであり、昼間は会社に行き、デスクワークが主です。活動量はあまり多くはありません。朝食と夕食は家で食べます。昼食は会社の食堂や飲食店での外食が主です。夕飯時には晩酌にビール中瓶１本と日本酒１合をほぼ毎日飲みます。野菜はあまり好きではありません。肉は大好きです。牛乳は下痢をすると思い込んでおり、飲みません。こんなＡさんの回答は表13のようになり、採点表は表14のようになりました（１３４ページ）。

2…自分の必要摂取量と実際のエネルギーバランスを知る

結果を評価するために、自分に必要なエネルギー量や望ましいバランス、栄養素ごとの必要摂取量と、実際の食事のエネルギーバランスを知りましょう。

［①エネルギー必要量］

先にも述べましたが、動いた分だけ食べることが大切です。表15（135ページ）を見てください。1日24時間の活動内容と時間の例が書いてあります。Aさんのように、生活の大部分がじっと椅子に座っておこなうデスクワークが中心であり、自宅でもあまり動かない人は、身体活動レベルが「低い（Ⅰ）」に該当します。一方、仕事でも余暇でも比較的、移動や立位での仕事が多い人は「高い（Ⅲ）」に該当します。表16（136ページ）は身体活動レベル別のエネルギー必要量を示したものです。これが自分に必要なエネルギー量です。Aさんは、男性55歳で身体活動レベルが「低い（Ⅰ）」ですから、エネルギー必要量は2100kcalになります。「低い（Ⅰ）」と「高い（Ⅲ）」に該当する人では同じ年齢でも1日に550～750kcalも異なります。これはほぼ1食分に相当します。あなたも客観的に自分の活動を当てはめ、表15より最も近いと思う身体活動レベルを選び、表16からエネルギー必要量を確認してください。

［②三大熱量素のバランス］

エネルギーは摂ればよいというものではありません。ある特定の栄養素だけ多かったり、少なかったりすることはよくなく、バランスよく摂らなければなりません。望ましいバランス（比率）は、たんぱく質からのエネルギーが10～15％、脂質からのエネルギーが20～25％、炭水化物からのエネルギーが50～70％です。

●昼食：①食べない　　　(0点)　　　②少し食べる　　　(0.2点)
　　　　③普通に食べる（0.3点）　　④たっぷり食べる（0.5点）

●夕食：①食べない　　　(0点)　　　②少し食べる　　　(0.2点)
　　　　③普通に食べる（0.3点）　　④たっぷり食べる（0.5点）

問５の合計得点 --------------------------------- ３群の点数（　　　点）

問６　果物を１日でどれほど食べますか。「１個」とは中くらいのりんごほどの大きさと考えてください（１個につき1.5点）。

①食べない　　(0点)　　　②半個くらい　(0.5点)
③１個くらい（1.5点）　　④１個以上（　　　点）

問６の合計得点 --------------------------------- ４群の点数（　　　点）

問７　主食を朝，昼，夕のそれぞれの食事や間食，夜食でどれくらい食べるかを記入してください。

	食べない(0点)	米飯（普通の茶碗で軽く１杯は2点）	パン（食パンとして１枚は2点）	めん類（どんぶりで１杯は1.5点）
朝食	点	点	点	点
昼食	点	点	点	点
夕食	点	点	点	点
間食・夜食	点	点	点	点

注　たとえば，朝食で１週間のうち３日は米飯軽く１杯，４日はパン１枚の場合は（2×3+2×4)/7≒2点（四捨五入）となります。

―――――――――――――――――― １日の合計得点（　　　点）

問８　パンにジャム，マーマレード，蜂蜜をつけますか（問7でパンを回答した人のみ答えてください）。

①つけない（0点）　　②薄くつける（0.5点）　　③厚くつける（1点）

問９　いも類は１日にどれほど食べますか。「普通に食べる」とは50ｇ（卵大１個）ほどの量と考えてください。

①あまり食べない（0点）　　②普通に食べる（0.5点）
③好んで食べる　　(1点)

◆ 表11 ◆……80kcal ＝１点法による簡易食物摂取状況調査票

日常の食事について下記の質問に答えてください。あまり厳密に考えず，だいたい毎日これくらいと思う回答番号に○，あるいは数字を書いてください。なお，自分ではわかりにくいという人は，ご家族など，「おもに一緒に食事をしているかた」に相談してみてください。回答後，採点表に点数を記入し，計算をしてください。

問１　魚・肉・大豆製品を，朝，昼，夕のそれぞれの食事で，どれほど食べますか。「普通に食べる」とは魚の切身１切れ程度の量と考えてください。

●朝食：①食べない　(0点)　②少し食べる　(0.5点)
③普通に食べる (1点)　④たっぷり食べる (2点)

●昼食：①食べない　(0点)　②少し食べる　(0.5点)
③普通に食べる (1点)　④たっぷり食べる (2点)

●夕食：①食べない　(0点)　②少し食べる　(0.5点)
③普通に食べる (1点)　④たっぷり食べる (2点)

――――――――朝食・昼食・夕食の合計得点(　　　点)

問2　卵を１日に何個ほど食べますか（1個につき1点)。

①食べない　(0点)　②食べたり食べなかったり (0.5点)
③１個くらい (1点)　④１個以上（　　　点）

問１と問２の合計得点 ---------------- 1群の点数（　　　点）

問3　牛乳を毎日飲んでいますか（1本につき1.5点)。

①全く飲まない (0点)　②ときどき飲む (0.5点)
③毎日１本　(1.5点)　④2本以上　(　　　点)

問４　乳製品で毎日食べているものはありますか。

①ヨーグルト（小カップ１個（85g）で１点）…（　　　点）
②スキムミルク（大さじ３杯で１点）…………（　　　点）
③チーズ（５ミリの厚さ１枚で１点）…………（　　　点）

問3と問4の合計得点 ---------------- 2群の点数（　　　点）

問５　野菜を，朝，昼，夕のそれぞれの食事でどれほど食べますか。「普通に食べる」とは刻んだ野菜を片手に１杯くらいと考えてください。

●朝食：①食べない　(0点)　②少し食べる　(0.2点)
③普通に食べる (0.3点)　④たっぷり食べる (0.5点)

問19　脂身の少ない肉と多い肉，どちらを多く食べますか。
①脂身の少ない肉（0点）　②どちらとも言えない（0.5点）
③脂身の多い肉　（1点）

問16～19の合計得点 ------------------------- 6群の点数（　　　点）

問20　アルコール飲料を飲んでいますか。
①飲まない（0点）　②ときどき飲む（0.5点）
③毎日飲む（1点）

問21　毎日飲む人は何をどれくらい飲みますか。
（ビール220mL，ワイン100mL，日本酒75mL，ウイスキー35mL が 1 点に相当します。複数の種類を飲む人は合計してください）。
①ビール（　　　点）　②ワイン　（　　　点）
③日本酒（　　　点）　④ウイスキー（　　　点）

問20，21の合計得点 ------------------ アルコールの点数（　　　点）

佐藤文代ら『保健の科学』33(6),412-418(1991)を改変して引用

◆ 表12 ◆……摂取量換算採点表

	エネルギー	たんぱく質	脂質	炭水化物
1群（肉・魚・大豆・卵）	点数×80	点数×9	点数×5	点数×0
2群（乳・乳製品）	点数×80	点数×4	点数×5	点数×6
3群（野菜）	点数×80	点数×5	点数×1	点数×13
4群（果物）	点数×80	点数×0	点数×0	点数×20
5群（穀類・いも・砂糖）	点数×80	点数×2	点数×0	点数×18
6群（油脂）	点数×80	点数×0	点数×9	点数×0
アルコール	点数×80			
合計	kcal	g	g	g

注　80kcal中に含まれる各栄養素の量に各群の得点数を掛けると，摂取した量がわかるようになっています。たとえば，1群は肉・魚などの食品です。平均して80kcal中にたんぱく質(4kcal/g)9g，脂質(9kcal/g)5gを含んでいます。ですから，(9g×4kcal/g)＋(5g×9kcal/g)＝36kcal＋45kcal＝81kcal≒80kcalとなります。2群以下も同じです。

問10　調味料に砂糖を多く使った料理を食べますか。
①あまり食べない（0点）　②少し食べる（1点）
③たくさん食べる（2点）

問11　コーヒー，紅茶などを毎日飲みますか（この問いはすべて0点）。
①あまり飲まない（0点）　②ときどき飲む（0点）
③ 1杯程度　（0点）　④2杯以上　（0点）

問12　コーヒー，紅茶など1杯に砂糖をどれほど入れますか。
①入れない　（0点）　②小さじ1杯ほど　（0.25点）
③小さじ2杯ほど（0.5点）　④3杯以上（　　杯×0.5点）

問13　甘い飲料（コーラ，ジュースなど）を毎日飲みますか（1本につき1点）。
①あまり飲まない（0点）　②ときどき飲む（0.5点）
③1本程度　（1点）　④2本以上　（　　点）

問14　甘い菓子は，毎日どれくらい食べますか。
①あまり食べない（0点）　②ときどき食べる（0.5点）
③ほぼ毎日食べる（1点）

問15　和菓子と洋菓子ではどちらを食べることが多いですか。
①和菓子（0点）　②どちらとも言えない（0.5点）
③洋菓子（1点）

問7～問15の合計得点 -------------------------- 5群の点数（　　点）

問16　パンにバター，マーガリンをつけますか（問7でパンを回答した人のみ答えてください）。
①つけない（0点）　②薄くつける（0.5点）　③厚くつける（1点）

問17　マヨネーズ，ドレッシング，揚げ物，炒め物などの油を使う料理を1日にどれくらい食べますか。（1回につき1点）
①ほとんど食べない（0点）　②ときどき食べる（0.5点）
③1日1回は食べる　（1点）　④1日2回以上（　　回×1点）

問18　魚と肉とではどちらを多く食べますか。
①どちらも食べない　（0点）　②魚を多く食べる（0点）
③どちらとも言えない（0.5点）　④肉を多く食べる（1点）

◆表13◆……Aさんの回答結果

1群 3.5		2群 1		3群 0.5	4群 0.5
問1	問2	問3	問4	問5	問6
3	0.5	0	1	0.5	0.5

5群 11.5								
問7	問8	問9	問10	問11	問12	問13	問14	問15
8	0.5	0	1		0.5	0.5	0.5	0.5

6群 3.5				アルコール 5.0		
問16	問17	問18	問19	問20	問21	合計
0.5	1	1	1	1	4	25.5

◆表14◆……Aさんの各群得点および合計摂取エネルギー量

	エネルギー	たんぱく質	脂質	炭水化物
1群	3.5×80=280	3.5×9=31.5	3.5×5=17.5	3.5×0=0
2群	1×80=80	1×4=4	1×5=5	1×6=6
3群	0.5×80=40	0.5×5=2.5	0.5×1=0.5	0.5×13=6.5
4群	0.5×80=40	0.5×0=0	0.5×0=0	0.5×20=10
5群	11.5×80=920	11.5×2=23.0	11.5×0=0	11.5×18=207
6群	3.5×80=280	3.5×0=0	3.5×9=31.5	3.5×0=0
アルコール	5×80=400			
合計	2,040kcal	61.0g	54.5g	229.5g

◆表15◆……身体活動レベル別にみた活動内容と活動時間の代表例[1]（15～69歳）

身体活動レベル[2]		低い（Ⅰ）	ふつう（Ⅱ）	高い（Ⅲ）
		1.50（1.40～1.60）	1.75（1.60～1.90）	2.00（1.90～2.20）
日常生活の内容[3]		生活の大部分が座位で，静的な活動が中心の場合	座位中心の仕事だが，職場内での移動や立位での作業・接客等，あるいは通勤・買物・家事，軽いスポーツ等のいずれかを含む場合	移動や立位の多い仕事への従事者。あるいは，スポーツなど余暇における活発な運動習慣をもっている場合
個々の活動の分類（時間／日）	睡眠（0.9）[4]	7～8	7～8	7
	座位または立位の静的な活動（1.5：1.0～1.9）[4]	12～13	11～12	10
	ゆっくりした歩行や家事など低強度の活動（2.5：2.0～2.9）[4]	3～4	4	4～5
	長時間持続可能な運動・労働など中強度の活動（普通歩行を含む）（4.5：3.0～5.9）[4]	0～1	1	1～2
	頻繁に休みが必要な運動・労働など高強度の活動（7.0：6.0以上）[4]	0	0	0～1

注1 表中の値は，東京近郊在住の成人を対象とした，3日間の活動記録の結果から得られた各活動時間の標準値。二重標識水法および基礎代謝量の実測値から得られた身体活動レベルにより3群に分け，各群の標準値を求めた。
2 代表値。（ ）内はおよその範囲。
3 活動記録の内容に加え，Black, et al. を参考に，身体活動レベル（PAL）に及ぼす職業の影響が大きいことを考慮して作成。
4（ ）内はメッツ値（代表値：下限～上限）。

厚生労働省「日本人の食事摂取基準」（2010年版）

◆表16◆……エネルギーの食事摂取基準：推定エネルギー必要量[1]

（単位 kcal）

	男性			女性		
身体活動レベル	低い（Ⅰ）	普通（Ⅱ）	高い（Ⅲ）	低い（Ⅰ）	普通（Ⅱ）	高い（Ⅲ）
30～49歳	2300	2650	3050	1750	2000	2300
50～69歳	2100	2450	2800	1650	1950	2200
70歳以上[2]	1850	2200	2500	1450	1700	2000

注1 成人では，推定エネルギー必要量＝基礎代謝量（kcal/日）×身体活動レベルとして算定した。18～69歳では，身体活動レベルはそれぞれⅠ＝1.50，Ⅱ＝1.75，Ⅲ＝2.00としたが，70歳以上では，それぞれⅠ＝1.45，Ⅱ＝1.70，Ⅲ＝1.95とした。

2 主として，70～75歳ならびに自由な生活を営んでいる対象者に基づく報告から算定した。

厚生労働省「日本人の食事摂取基準」（2010年版）

［③栄養素ごとの必要量］

たんぱく質からの必要量は、体重1kg当たり1gと考えます。Aさんは体重69kgなので、たんぱく質の必要量は69gです。

脂質は、エネルギー比率が20～25%ですので、脂質からのエネルギー量は、2100kcal×20～25÷100＝420～525kcalとなり、これを必要量に換算すると、脂質は1g＝9kcalのエネルギーを発生するので、420～525kcal÷9kcal＝47～58gとなります。同様に、炭水化物は50～70%、1g＝4kcalのエネルギーを発生するので、エネルギー量は1050～1407kcal、必要量は263～368gとなります。

［④実際の摂取量から実際のバランスを知る］

以上が求められましたら、最後に、表11「80kcal＝1点法」の結果を使い、実際の摂取量から実際のエネルギー比率を計算します。Aさんは、２０４０kcalの摂取エネルギー量、たんぱく質61・０g、脂質54・５g、炭水化物２２９・５gでした（表14）。たんぱく質摂取量は61・０g、たんぱく質１g＝４kcalですから、実際に摂取したエネルギー量は61・０g×４kcal＝２４４kcal、摂取したエネルギー量に対する比率は、２４４kcal÷２０４０kcal×１００＝12・０%となります。同様に、脂質は24・０%、炭水化物は45・０%となります。

3…食生活を評価しよう

今までの結果を表17（１３８ページ）にまとめました。Aさんの食事を評価してみましょう。まず、実際のエネルギー摂取量は２０４０kcalが求められました。あまり活動的でないので、今はこれくらいの摂取エネルギーを守ることが大切と思います。欲を言えば、どこかに運動する時間を設け、消費エネルギーを増やす努力が必要かと思います。たんぱく質は前述の通り、およそ体重１kg当たり１gですから、69kgのAさんは69gほど必要です。61gはわずかに少ないですが、あまり問題はありません。

脂質はエネルギー比率で20～25%が望ましい範囲です。24%は結構な値です。

炭水化物はエネルギー比率で50～70%が望ましいので、45%はやや少ない結果です。その原因は、アルコールから得られたエネルギー比率がおよそ20%であることです。これの半分であ

◆ 表17 ◆……A さんの摂取エネルギー量と栄養素のバランス

年齢	性別	身長	体重	身体活動レベル
55 歳	男	1.68 m	69 kg	低い（Ⅰ）

	エネルギー	たんぱく質	脂質	炭水化物	アルコール
必要量	①2,100 kcal	69 g	47～58 g	263～368 g	
	エネルギー比率	10～15 %	20～25 %	50～70 %	10% 以下
実際量	2,040 kcal	61.0 g	54.5 g	229.5 g	400 kcal
	②エネルギー比率	12.0 %	24.0 %	45.0 %	19.6 %

① A さんに必要な三大熱量素の量を計算する方法

●たんぱく質

必要量……（体重1kg当たり1g）……体重69kg→69g

（エネルギー比率…69（g）×4（kcal/g）/2,100kcal ≒13.1％）

●脂質

エネルギー比率…20～25％

必要量……2,100（kcal/日）×0.2～0.25/9（kcal/g）≒47～58g

●炭水化物

エネルギー比率……50～70％

必要量……2,100（kcal/日）×0.5～0.7/4（kcal/g）≒263～368g

② A さんの実際の摂取量（表12）からエネルギー比率を計算する方法

●エネルギー：摂取量…2,040kcal

●たんぱく質：摂取量…61.0g

エネルギー比率…61.0（g）×4（kcal/g）/2,040kcal ≒12.0％

●脂質：摂取量…54.5g

エネルギー比率…54.5（g）×9（kcal/g）/2,040kcal ≒24.0％

●炭水化物：摂取量…229.5g

エネルギー比率…229.5（g）× 4（kcal/g）/2,040≒45.0％

●アルコール摂取量…400kcal

エネルギー比率…400kcal/2,040≒19.6％

る10％分を炭水化物で置き換えることが大切と思われます。すなわち、お酒を控え、主食やいも類の摂取を心がける食生活ということになります。アルコールや嗜好飲料は生活リズムの確保のためにも必要ですが、その量がついつい多くなることが心配です。総エネルギー量の10％以下に抑えることが目安です。

さあ、次はあなたの番です。あなたの結果を表18〜20に書いてみましょう。あまり神経質になることはありません。わからないところはご家族と一緒に考えてください。特に、アルコールの摂取量は過少評価しがちです。ありのままを回答することが、明日の健康につながります。自分の食事内容のよい点、悪い点に気づくことが大切なのです。

また、今回あまりよい結果にならなかったと

◆ 表18 ◆……80kcal＝1点法による簡易食物摂取状況調査票（表11）でのあなたの回答結果

1群		2群		3群	4群
問1	問2	問3	問4	問5	問6

5群								
問7	問8	問9	問10	問11	問12	問13	問14	問15

6群				アルコール		
問16	問17	問18	問19	問20	問21	合計

◆ 表19 ◆……あなたの各群得点および合計摂取量

	エネルギー	たんぱく質	脂質	炭水化物
1群	×80＝	×9＝	×5＝	×0＝
2群	×80＝	×4＝	×5＝	×6＝
3群	×80＝	×5＝	×1＝	×13＝
4群	×80＝	×0＝	×0＝	×20＝
5群	×80＝	×2＝	×0＝	×18＝
6群	×80＝	×0＝	×9＝	×0＝
アルコール	×80＝			
合計	kcal	g	g	g

◆ 表20 ◆……あなたの食生活は？

年齢	性別	身長	体重	身体活動レベル
歳	男　女	m	kg	

	エネルギー	たんぱく質	脂質	炭水化物	アルコール
必要量	kcal	g	g	g	
	エネルギー比率	10～15 %	20～25 %	50～70 %	10% 以下
実際量	kcal	g	g	g	kcal
	エネルギー比率	%	%	%	%

しても、1回だけですべてがわかるわけではありません。季節によっても、また、生活スタイルの変化によっても変わってきます。何回かおこなってください。その結果、あなたの食生活の特徴がよりはっきりとしてきます。己を知ることは大切です。

レッツ、チャレンジ！

2　運動のしかた

肥満と言われたら、どうしたらよいでしょうか？　食事を減らす、運動を増やすことがその解消法です。運動のやりかたとしては、第4章「2　運動と日常活動のしかた」（97ページ）に書きました通り、まずは、普段の生活での歩数を増加させましょう。では、具体的にはどのようなことをどれくらいおこなえばよいでしょうか？

1…運動の種類と準備

運動の種類としては「いつでも、どこでも、一人でも」できる運動である歩行が最適です。ただし、膝の痛みがあるかた、体調がすぐれないかた、体に不安のあるかた、持病があるかたは必ずかかりつけの医師などに相談して、運動が可能かどうかをチェックしましょう。膝が痛い場合は、プール歩行や自転車など膝関節に負担のかからない種目から選択するとよいでしょう。歩くときの靴は、きついものを選ぶと足にマメやタコができるなど、トラブルのもとになりますので、ウォーキングシューズやスニーカーなど、歩きやすいものを選びましょう。運動の前には、ストレッチングや準備運動をおこなうようにしましょう。

2…運動の質と量

運動の強さは、強過ぎても弱過ぎても効果が出ないどころか、逆に身体の負担になってしまうこともあります。そのため、適切な強さが必要です。たとえば、歩くことを考えたときに、ゆっくり歩くと時間当たりのエネルギー消費量は少なくなります。それに対して、ジョギングや少しスピードを上げたランニングでは、時間当たりのエネルギー量は増加しますが、簡単にバテてしまうでしょう。体重を落とすためには、トータルでのエネルギー消費が多いほうが有利ですから、ある程度の負荷で、長く続けられることが必要となります。そのための指標としては、その運動をしたときに、どれくらい身体が「きつい」と感じるかを意識しましょう。「ややきつい」程度が適度であり、具体的には「息が少し弾む」、「話しながら続けられる」などが指標となります。

それでは、これらの運動をどれくらいおこなえばよいのでしょうか？　軽い運動ならたくさんする必要があるかもしれないですし、強度が強ければ短くてもよいかもしれません。あるいは、１週間の間に、いろいろな強度の運動をするのが現実的です。最近「健康づくりのための運動指針２００６」(厚生労働省)が策定されました。これは、現在までにどれくらいの運動量が生活習慣病の予防に必要か、ということを検討した過去のデータを基にして策定されたものです。

ガイドラインでは、まず身体活動の強さをメッツ(metabolic equivalents：METs)という単位で表します。座って安静の状態のエネルギー消費を１メッツとしたときに、ある運動がその何倍であるかを算出して運動強度とします。たとえば、普通に歩いた場合は３メッツくらい、速歩になると４メッツくらいになります。そのほかにもさまざまな運動によりメッツが設定されています。

そして運動量については、おこなった運動に時間を掛ける単位がエクササイズ(Ex)として設定されています。たとえば普通に１時間歩いたとします。そうすると運動の強さは３メッツで、そこに時間を掛けて３エクササイズ(＝メッツ／時)が運動量になります。もし速足で１時間30分歩いたとしましょう。運動強度は４メッツで、１・５時間歩いたことになりますから、６エクササイズの運動量になります。

現在のところ、身体活動量の目標としては週23エクササイズで、そのうちの４エクササイズ

● 図24 ●……1エクササイズに相当する活発な身体活動

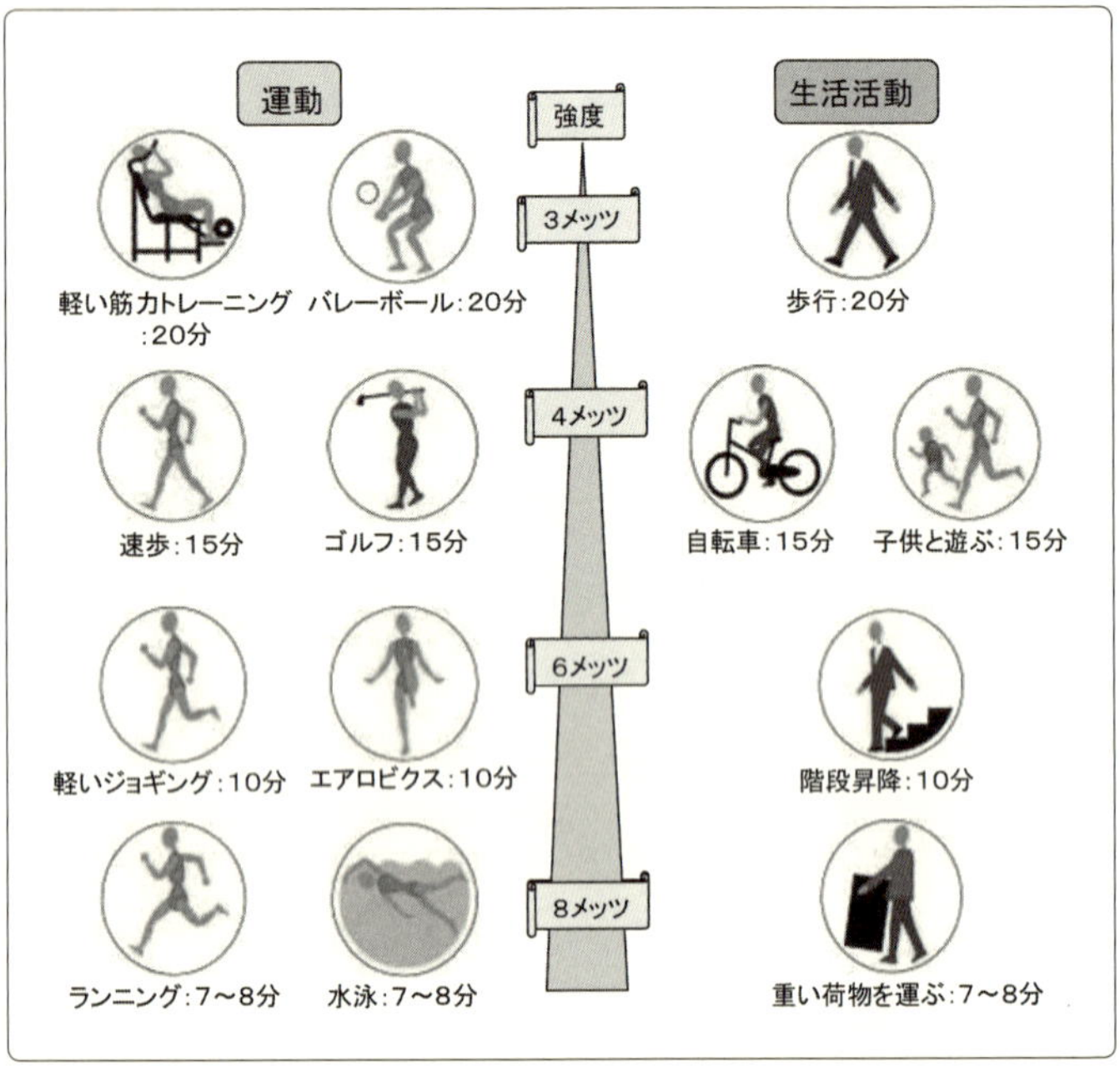

厚生労働省「健康づくりのための運動指針2006〜生活習慣病予防のために〜〈エクササイズガイド2006〉」P.8. http://www.mhlw.go.jp/bunya/kenkou/undou01/pdf/data.pdf

は活発な運動をしようということになっています。これだけではちょっとイメージしにくいかもしれません。もっと簡潔に言いますと、目標の歩数としては1日1万歩をめざし、1週間にいい汗をかく運動を運動強度に応じて30分から60分くらいしようということになります。

どのようなことがどれくらいの運動になっているか、生活活動との関係を図24にまとめてあります。きつい運動をすれば、それだけ時間は短くて済みますが、身体に疲れが残りやすかったりして、問題が生じる、あるいは三日坊主に終わる可能性があります。ですから、まずは1週間に30分ほど4メッツ程度の運動をすることから開始して、徐々に運動量を増やすのがよいでしょう。最終的には、1週間の間に速歩程度の運動（4メッツ）を1時間するのが一番おこないやすいかもしれません。自分の体に合った運動を選んで、長続きする方法をみつけましょう。

3…減量に成功した実例

実際に肥満を解消する方法はさまざまです。その例をいくつかお示しします。

Aさんは60歳の男性で、肥満（BMI28）がありました。ちょうど定年を迎えたため、このあとに健康づくりをしようと考えました。また、まだ働き続けたいということもあり相談にやってきました。1日8時間程度の仕事で運動になることをすれば体重が減るかもしれません。いくつか考えてある仕事に就きました。以前はデスクワークであったためおおよそ5千歩くらいの歩行量でしたが、その仕事に就いてから歩数をカウントしてもらったところ、1日2万歩くらい歩いていました。おかげで1か月で2kg近く体重が減り、本人も驚いていました。その仕事とは駐車場の誘導員です。

また、同様のケースでBさんの場合はユニークです。Bさんも定年となり何か仕事をしようと思い、スポーツクラブで働くことにしました。運動を指導するインストラクターになったというわけではなく、何をしたかというとクラブ施設の掃除です。朝5時から開店の9時まで毎日4時間の掃除をした結果、1か月で1kg程度の減量に成功しました。掃除はモップかけやふき掃除などいろいろですが、1日7エクササイズくらいの運動量になっていたと考えられます。このように日常の活動量は体重を減らすうえで重要なポイントです。普段、何気ない通勤や生活での動きに注目してみましょう。

4…運動で体重が減らない場合

運動しても体重が減らない場合もあります。Cさんは、運動しながらやせようと考え、二日に一度ウォーキングをすることを日課として取り組みました。最初の1か月は0・5kg程度やせたものの、その後はあまり体重の変化がありませんでした。Cさんはこのことから、3か月くらいしたところで、運動はあまり意味がないと思ったようです。確かに運動をするとお腹が空き、逆にたくさん食べてしまうこともあります。しかしCさんにそのことをきいても、それはないとのことです。それではと考え、ウエストのサイズを聞いてみました。すると、体重が減らなくなってもウエストサイズは小さくなってきているとのことでした。

このことは、運動をして体重を減らすときにときどきみられる現象です。つまり、運動をすることにより、体の脂肪量が減っていることもあるのと同時に、筋肉がついた分体重が増えて、トータルでみるとあまり体重が変わらないということがあるのです。実際に、食事療法だけでやせていくと筋肉も減ってきてしまい、筋肉量が減ると基礎代謝が低下し、思わぬリバウンドを来すことがあります。ですので、急激にやせないからといって運動は決してやめないことです。体重は変わらなくても体脂肪量が減っていたり、将来に起こるリバウンドを予防したりすることにもなっているのです。体脂肪量やウエストサイズにも注目して運動の効果を判定してみましょう。

3 生活行動のしかた

近年、食生活の欧米化や自動車や交通手段の普及による運動不足など、ライフスタイルの急速な変化に伴って、糖尿病、高血圧症、脂質異常症、動脈硬化症などいわゆる生活習慣病と呼ばれる疾患が増加しています。肥満はそれらの疾患の重要な発生要因の一つですが、その改善はなかなか困難です。ちまたではさまざまなダイエット食品や器具が宣伝され、「2週間で○kg減りました」「10日でウエストが○㎝細くなりました」などのうたい文句が並んでいます。皆さんのなかにもいくつか試してみたかたがおられると思います。しかしほとんどのかたは、あまり効果がないか、一時的に減量できてもリバウンドしてしまい、いつしか部屋の片隅に押しやられている、といった状況ではないでしょうか。

こういった減量商品・器具に頼る気持ちはたいへんよくわかりますが、肥満の原因のほとんどは生活習慣なのですから、まずは自分自身の生活を見直すことが重要です。何も特別なことをする必要はありません。日常生活のちょっとした行動の改善でも減量治療のきっかけとなり、ゆっくりですが確実な肥満の解消が期待できます。

1…生活習慣の乱れ

生活習慣が乱れるとなぜ太るのでしょうか。単純に考えれば、口から摂取したエネルギーが体を動かして消費するエネルギーより多ければ、余分なエネルギーが脂肪として蓄えられます。ですから、「食べ過ぎ」と「運動不足」を解消すれば肥満も解消します。しかし、この〝量的問題〟以外にも肥満を助長する要因がたくさんあります。もともともっている遺伝的な体質としての〝太りやすさ〟〝やせにくさ〟があります。同じエネルギーを摂取してもその〝食べかた〟の問題、ストレスや生活リズムの問題なども肥満を助長します（図25）。

そもそもなぜ「食べ過ぎ」ているのか？　また、「食べ過ぎ」「運動不足」以外にも、自分の生活習慣に何か問題がないかをまずはゆっくり考えてみましょう。

2…自分の食行動を振り返ってみる

太りやすい食行動にはいくつか特徴があります。1日に同じエネルギー、同じ内容の食事をとっても、食べる時刻や食べるスピードなどで満腹感が違ったり、実際に体重が増減したりします。また、「目の前の食べ物につい手が出る」「いらいらするとつい食べてしまう」などの行動も特徴的です。まずは自分の食行動のどこに問題があるかを振り返ることが大事です。具体的な項目は、第6章「3 行動療法」であげる「食行動質問票」（177ページ）を参考にしてみてください。

3…簡単なことから始めてみる

肥満解消には厳しい食事制限が必要だと、

● 図25 ●……肥満症の原因，治療を妨げる要因

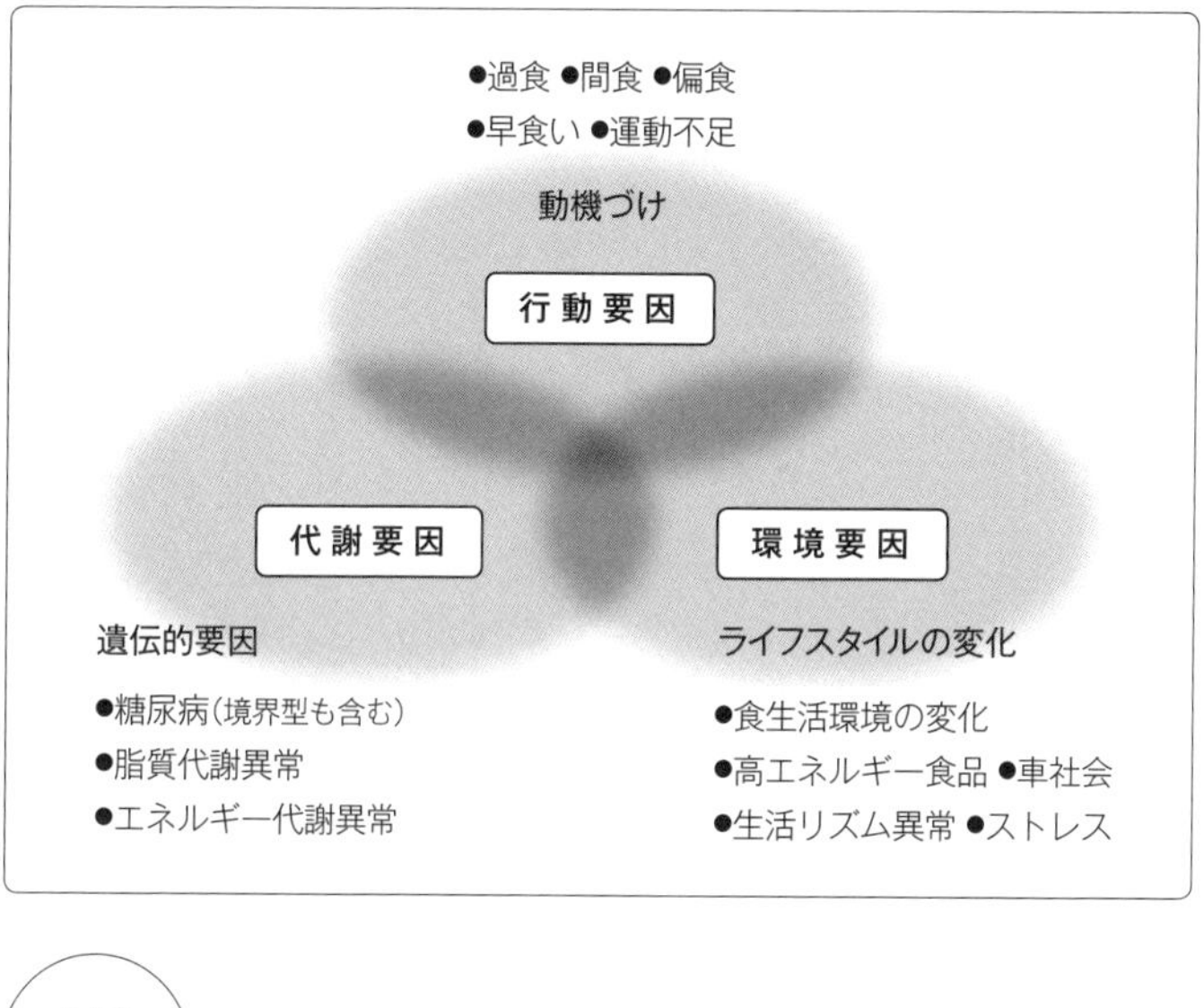

最初から考えてしまうとなかなかうまくいかない場合があります。間食・過食が原因であることはだれでもわかっているのですが、ただ努力と我慢を強いるダイエットだけでは長続きしません。まずは、余分なお菓子を買わない、グルメ番組を見ない、ゆっくり食べる、など簡単なことから始めてみます。そして、自分で実行可能な範囲で徐々に間食・過食を改善していくことが理想的です。

4…毎日体重計に乗る

肥満の解消にどうしても必要なもの、それは〝自ら体重計に乗る〟ことです。なかなか減らない体重に日々直面することは楽しいことではありませんが、こればかりは避けて通れません。まずは1日1回でもよいですから体重計に乗り、数値を記録してください。この簡単な作業を継続するだけでも立派な生活行動の改善と言えます。

5…規則正しい生活

肥満動物を用いた研究では、1日の生活リズムの修正で体重減少がみられます。これは、体内のエネルギー消費をコントロールする自律神経の働きが関与していると考えられています。われわれの日常は、仕事や家事、食事など日々異なっており、動物と同じようにはいきませんが、朝食を抜いて昼夕の2回食でまかなうことや、夕食時間が夜遅くなること、夕食のあとに夜食をとること、などの生活習慣はいずれも肥満を助長します。第6章「3　行動療法」であげる「グラフ化体重日記」(図29　179ページ)は、ただ単に体重の増減だけではなくその体重変化の波形の規則性もみることができます。われわれの検討では、減量がうまくいったかたの多くは夕食時刻が早く、1日の体重波形が規則的でした。これは、単にカロリーの増減だけでなく食生活や日常生活のリズムの改善が減量に有効だったことを示しています。

6…日常生活のなかでの運動

よく、「運動したいけど、する時間がとれない」ということばが聞かれます。家事や仕事で忙しいなか、「毎日30分以上の運動をおこなってください」と言われてもなかなか困難です。

1日の消費エネルギーのうち、身体活動による消費は全体の約20〜40%ですが、そのうちの半分以上をニート、つまり日常生活のなかの動作が占めます。メッツは、その運動が安静時の何倍のエネルギーを消費するかを表す単位ですが、歩行、床掃除、庭仕事、洗車、階段の昇降、子どもと遊ぶ、風呂掃除などの生活活動はいずれも3メッツ以上の運動に相当します(表21)。さらに、エレベーターを使わない、ちょっとした距離は乗り物に乗らない、横にならず座って過ごす、など、特別に運動の時間を設けずとも日常動作の積み重ねでニートを増やすことが可能です。これだけでも十分な肥満改善効果があります。

7…ストレス

〝ストレス食い〟ということばもある通り、ストレスは肥満治療の大きな妨げになる場合があります。現代社会において、皆さん全員が多かれ少なかれストレスを抱えていると思います。ストレスの種類やストレスに対する反応などは個人差も大きく、すべてに対応することは

◆ 表21 ◆……身体活動・運動とメッツ

	メッツ	生活活動	運動
軽い	3.0〜4.0	買い物，屋内の掃除，子どもの世話，大工仕事，家財道具の片付け	歩行（普通），自転車（普通），ウエイトトレーニング（軽），ボーリング，フリスビー
適度	4.0〜5.0	風呂掃除，草むしり，子どもと遊ぶ，高齢者・障害者介護，車椅子を押す	速歩，体操，ゴルフ，バトミントン，ソフトボール，野球，水中運動，太極拳
やや強い	5.0〜6.0	スコップで雪かき	ウエイトトレーニング，ジャズダンス，バスケットボール
強い	6.0〜7.0	家財道具の運搬	ジョギング，サッカー，テニス，スケート，スキー，水泳（ゆっくり），エアロビクス，パワーリフティング
かなり強い	7.0〜8.0	運搬（重い荷物），階段を上がる	山を登る，サイクリング，ランニング，水泳（普通）
非常に強い	8.0〜	荷物を上の階へ運ぶ	柔道，空手，キックボクシング，テコンドー，ラグビー，水泳（速く）

厚生労働省「健康づくりのための運動指針2006〜生活習慣病予防のために〜〈エクササイズガイド2006〉P.34〜35 より引用改変

困難ですが、ストレスが過食の原因になっていると自覚される場合はその解消法を探ります。卓球やゴルフ、水泳、ボーリングなどのスポーツが運動にもなって理想的ですが、音楽鑑賞や読書などの趣味、ゲーム、カラオケなどの屋内の娯楽でもよいと思います。

ここで述べた内容のほとんどは、いずれも特別な治療ではなく日常生活のちょっとした工夫といったものです。長年染みついた生活習慣を変えることは容易なことではありません。まずは、無理なく自分にできることを一つか二つ、継続することが肥満解消の第一歩になります。

肥満症の治療編

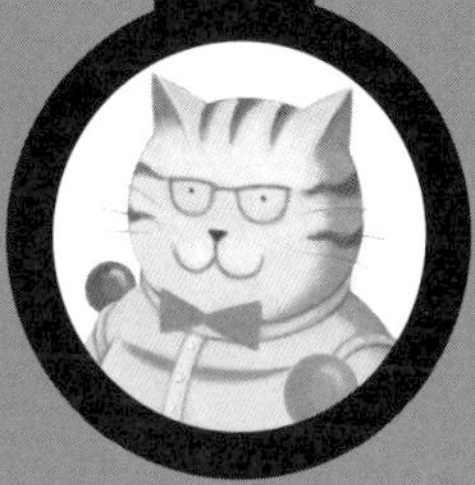

第6章 肥満症・メタボリックシンドロームを治す

1 食事療法——食事で治す

「肥満」は体脂肪の比率またはＢＭＩが基準値を超えた、いわゆる「太り過ぎ」の状態です。

一方、「肥満症」は、「肥満」のうち、以下のいずれかの条件を満たすものと定義しています。

①肥満に起因ないし関連し、減量を要する（減量により改善する、または進展が防止される）健康障害を有するもの。

②健康障害を伴いやすいハイリスク肥満（身体計測のスクリーニングにより上半身肥満を疑われ、腹部ＣＴ検査によって確定診断された内臓脂肪型肥満）のもの（日本肥満学会）。

該当するかたは減量することが重要です。減量による方法の一つに食事療法があります。肥満の治療方針は、次の通りです。

①肥満の動機、原因を生活環境、食習慣、生活様式、精神的要因、遺伝的関係などから調べ、そうした原因の除去、軽減に努め、減量に対する動機づけをして、節食しやすい状況づくりをおこなう（第4章参照）。

②肥満症は病気であることを認識し、起こりうる合併症や代謝異常は減量により改善することを理解させる（第5章参照）。

1…摂取エネルギーを制限する

治療には摂取エネルギーの制限があります。６００～１６００kcalの減食療法および６００kcal以下の超低エネルギー食などがあります。いずれにせよ、超低エネルギー食治療時には、医師の監視下で入院などによっておこなわれることが大切です。特に、６００kcal以下の超低エネルギー食の食事療法は素人が勝手におこなうものではありません。

まず、ＢＭＩが25～30程度の肥満の減量でよく利用される１６００kcal食につき述べます。減量を成功させるにはいくつかの具体的な注意点があります。

①減少させるのは体脂肪であり、体たんぱく（筋肉、赤血球など）は極力減少させません。体重のチェックだけでは、体脂肪が減ったのか、それとも筋肉が減ったのかわかりません。食事療法だけでは、脂肪とともに筋肉などの除脂肪組織の減少が多いものです。減量とはあくまで

も、体脂肪の減少を言います。

②体脂肪の減少は、摂取エネルギーの制限（食事）と消費エネルギーの増加（運動）の両面からおこないます。具体的には1日当たり５００kcalほどの負のエネルギーとします。脂肪のエネルギーは９kcal／gですが、体脂肪組織で考えると7kcal／gほどのエネルギーを有すると言われます。それゆえ、５００（kcal／日）÷7（kcal／g）≒71・5（g／日）と、1日70～80gほど（鶏卵1個強ほど）の減量が可能となります。1週間では約0・5kgです。この程度の減量であれば体たんぱくの減少は少ないですし、体に無理な負担をかけません。

③たんぱく質の摂取量は標準体重の1kg当たり1・2～1・4gと普段よりはやや多めにします。低エネルギー食ですから、身体の成分をエネルギー源とせざるを得ません。たんぱく質の摂取量をやや多めにするのは、たんぱく質が主成分である筋肉の崩壊を防ぐためです。

④炭水化物は２００g以上を目安とします。私たちの代謝では糖の代謝が一番重要になります。炭水化物は燃えやすく、主要なエネルギー産生源となります。その代謝をスムースにおこなうためには少なくとも２００g以上の摂取が必要です。一般的に素人が減量をおこなうと、ご飯などの炭水化物の食品を減らす例を見かけますが、正しい方法ではありません。体脂肪の燃焼を促進させるためには、糖の代謝がしっかりおこなわれていることが重要です。

⑤残りのエネルギー量を脂質からの摂取とします。

⑥ミネラルやビタミンの不足がないように注意し、もし食品で摂ることができにくいときは複合ミネラル剤やビタミン剤で補いましょう。

⑦水分は2リットル以上飲用します。体脂肪がスムースに燃焼されずに、不完全燃焼し、その結果体内にケトン体が増加することがあります。ケトン体が体内に多くなると、疲れやすく、体調不良になります（ケトーシス）。これを避けるには、水分を十分に摂って尿と一緒にケトン体を排泄することが大切です。糖の代謝異常である糖尿病の人はこのケトーシスになりやすく、尿が甘酸っぱいにおいがするのは、尿中のブドウ糖ではなくケトン体の中のアセトンによる影響です。

⑧食事はゆっくり時間をかけ、定まった場所で定まった時間にのみ摂取します（第4章でも述べましたが、規則的な食事が減量中は特に大切です）。

⑨1日の行動（食事、運動、生活活動など）を記録させます。減量中は先のケトーシスの影響で、疲れやすく、いつもより動く量が少なくなる傾向があります。いくら摂取エネルギー量を少なくしても、消費エネルギー量も同時に減ってしまっては意味がありません。

⑩減量により情緒、体力、気力などに変化を生じていないかをみます。肉体的に負担が増すと精神的にもダメージを受けやすくなります。有名な実験に、減量中にトランプゲームをさせた結果、普段は紳士的なかたがゲーム中に不正をし始めたというのがあります。

以上、実行するときにはチェックしてみてください。

2…血糖値にも注意する

昨今、ＧＩ（Glycemic Index：グリセミックインデックス）が糖尿病患者の血糖値の維持管理、肥満者の減量時に利用されています。ＧＩとは、１９８１年にジェンキンスらによって提唱されたもので、各種の炭水化物性食品摂食後の血糖値上昇能を表したものです。

炭水化物性食品を食べると血糖値が上昇します。しかし、炭水化物の種類や食物繊維含量などの相違により血糖値の上昇程度は異なります。この相違を基準食（ブドウ糖や食パン、ご飯など）の変化を１００として比較したものです。ＧＩが低い食品は血糖コントロールがしやすく、体脂肪になりにくいと言われています。

具体的には、炭水化物として50ｇを含む量の食品を食べ食後2時間まで15分おきに血糖値を測定し、その血糖曲線下面積（積分面積）を求め、基準食でのそれと比較するものです。表22に代表的な食品のＧＩを示しました。ＧＩが高い食品は吸収が速く、血糖が高めになる食品であり、体脂肪になりやすいものです。

ＧＩへ影響する要因には、

①含有する糖質の種類（ブドウ糖、果糖などで、ブドウ糖が多いと高く、果糖が多いと低くなります）

②デンプンの種類（アミロース、アミロペクチンなどで、アミロースが多いと低くなります）
③炭水化物の物性（精製度が低く、粒子のサイズが大きいと低くなります）
④含有する糖質以外の物質（食物繊維、脂質、酸などはＧＩを低下させます）

などがあります。すぐにエネルギー源として利用されるものと、血糖値をやや高めに維持し、満腹感を持続させるものとをうまく組み合わせて摂取することが大切です。

◆表22◆……各食品のグリセミック指数（基準はブドウ糖）

グリセミック指数	高い（85以上）	中（84～60）	低い（60未満）
穀類	食パン　餅 コーンフレーク	ご飯（精白米）　スパゲティ 全粒粉パン	ご飯（玄米） オールブラン
乳・乳製品			牛乳　スキムミルク 低糖ヨーグルト
芋・豆類	茹でジャガイモ	焼き芋	ピーナッツ
野菜類	にんじん	かぼちゃ 茹でグリーンピース	
果物・ジュース		オレンジ　バナナ メロン	リンゴ　あんず 洋ナシ
糖・菓子	ブドウ糖　麦芽糖 ショ糖（砂糖）　はちみつ	ワッフル　マフィン クッキー	乳糖　果糖 スポンジケーキ

Coyle,E,F.:J. Sports Sci. 9 :29-51(1991)を一部改変

具体的には、バナナやオレンジジュースなどを飲食している例がみられますが、これも吸収がよくエネルギー源としてすぐに利用されやすいブドウ糖と、吸収が緩慢な果糖とが適度に含まれていることにより使われています。また、寿司飯は酢が入っているために、酸の影響で白飯よりＧＩは低めで血糖値の維持には適しています。乳製品が含まれているとやはりＧＩは低くなります。さらに、食物繊維含量が多い食品もＧＩを低下させます。それゆえ、このＧＩの表を参考に食品を選び、なおかつ、ゆっくり摂食することで空腹感を抑えることができます。

3…超低エネルギー療法（半飢餓療法）

１日に６００kcal以下の超低エネルギー食による治療法として注目を浴びている半飢餓療法です。単なる低エネルギー食では減量効果の得られないような患者におこなわれます。必要最少限の摂取エネルギーと各種栄養素の質および量で、筋肉や骨に影響もなく重篤な副作用を起こさないなどの研究結果から得られた療法であり、短期間に大きな減量効果が認められます。

現在、体内で利用効率のよいたんぱく質（70g）や、炭水化物（30g）、脂肪（2g）、ビタミン、ミネラルなどを含む、乳たんぱく質加工食品のオプティファースト70（フォーミュラー食）が、１日４２０kcal食の肥満治療栄養食品として開発されています。患者の好みに合わせた、バニラ味、チョコレート味、ストロベリー味、コーンスープ味が使われています。ただし、あくまでも医師の監督指導下で用いるものです。

ＢＭＩが30以上で内臓脂肪型の高度肥満者や、睡眠時無呼吸症候群を有し早急に減量が必要なかたにおこなわれます。基礎代謝（人が生命を維持する最低のエネルギー量）以下の摂取ですから、当然身体の脂肪が利用されます。減量効果は大きいのですが、食事という感覚ではなく、精神面での問題が生じる人もいます。それゆえ、チーム医療の形で、医師（内科、精神科）、管理栄養士、看護師が連携しておこなうことが重要です。そして、体重減少だけでなく、体脂肪の減少を確認することも大切です。

4…肥満症は疾病です

図26は滋賀医科大学医学部耳鼻咽喉科の宮崎総一郎教授から提供された睡眠時無呼吸症候群を呈した人の上気道側面のレントゲン写真です。左は減量前の体重

● 図26 ●……減量前とあとの気道変化

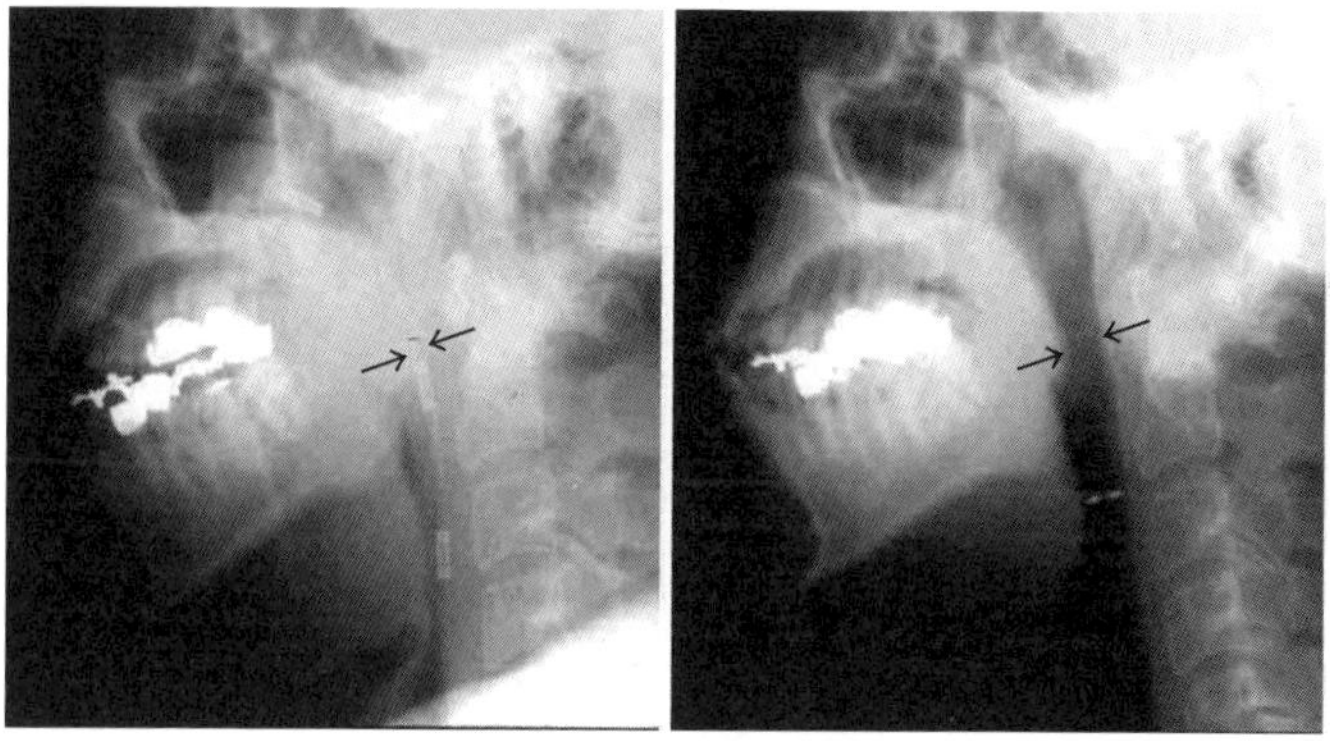

112kg（減量前）　89kg（減量後）

１１２kgの時点でのものです。気道が狭小化しているのがわかると思います。一方、右の写真は89kgに減量したときのものです。はっきりと気道が広がったことがわかると思います。

残念ながら、この人はその後、また１１１kgにリバウンドしてしまい、気道も左写真のように狭小化し、睡眠時無呼吸症候群も再発してしまうという最悪の結果となりました。

すなわち、肥満は睡眠時無呼吸症候群の大きな要因であり、減量がその治療に大きく関与していることがわかります。その兆候、症状はいびき、夜間の中途覚醒、不眠、起床時の頭痛など数多く報告されています。また、低酸素血症や高血圧を誘発させます。さらに、質の悪い睡眠環境は日中の眠気を誘い、交通事故、労働災害、作業中のミス多発、学業不振などいろいろな障害がみられます。アメリカでは交通事故率がこの症候群では高いため、免許取得に制限が加えられています。

以上、再度述べますが、「肥満症」は疾病です。「肥満」の減量と異なり医師の管理のもとでおこなわれなければなりません。

2 運動療法——運動で治す

1…なぜメタボリックシンドロームになるのか

最近、テレビや報道などで多く紹介され、「メタボリックシンドローム」を知らない人はいないぐらい、このことばが普及してきました。この本を読んでいらっしゃる人のなかにも「メタボ」と診断されたかたも多いかもしれません。メタボリックシンドロームは、やがては動脈硬化症を引き起こす可能性があります。動脈硬化症は、簡単に言うと心筋梗塞、脳梗塞といった病気のことで、一度かかると死亡の原因になるだけではなく、その後、半身麻痺《まひ》といった後遺症を残すこともあります。ですから、かかったあとによくしようという考えでは遅いため、いかにして「予防」するかということが重要です。その予防には、メタボリックシンドロームをよくする「脱メタボ」をめざすことが効果的です。

それでは、なぜ太るとメタボリックシンドロームになるのでしょうか？　その鍵となっているのが「インスリン抵抗性」と言われているものです。

インスリン抵抗性というのはインスリンが効きにくい状態のことをさします。この状態になると、さまざまな悪いことが起こってきます。そもそも、インスリンは血糖値を下げるホルモンですので、血糖値が上がりやすくなります。そのほかにも、中性脂肪が高くなりやすい、善玉コレステロール（ＨＤＬ-コレステロール）が低下しやすい、血圧が上昇しやすいなどといったメタボリックシンドロームのパラメーターがすべてそろってきます。ですから、メタボリックシンドロームを根本的によくするには、「インスリン抵抗性」を改善すると効率がよさそうです。そうすれば、いろいろな悪いことが一気に片づく可能性があります。

それでは、なぜインスリン抵抗性になるのでしょうか？

最近の研究からは、皮下脂肪や内臓脂肪組織などに過度に蓄積した脂肪のほかに、筋肉や肝臓に沈着した脂肪、すなわち「異所性脂肪」がインスリン抵抗性の原因としてあげられています。脂肪は通常、脂肪組織に蓄えられますが、太っていると脂肪組織以外の臓器にも蓄積することがわかってきています。「脂肪肝」ということばは聞いたことがあるでしょう。これは肝臓に蓄積した異所性脂肪です。同じように筋肉にも脂肪が蓄積すると「脂肪筋」という状態になり、いずれもインスリン抵抗性の原因になると考えられています。

2…異所性脂肪の減らしかた

肝臓や筋肉にたまった異所性脂肪を減らすにはどうしたらよいのでしょうか？　実は、これは肥満から標準体重に戻すよりもずっと簡単に減らすことができます。

● 図27 ●……2週間の食事療法，単独あるいは食事＋運動療法による骨格筋細胞の脂質含量とブドウ糖取り込みの比較

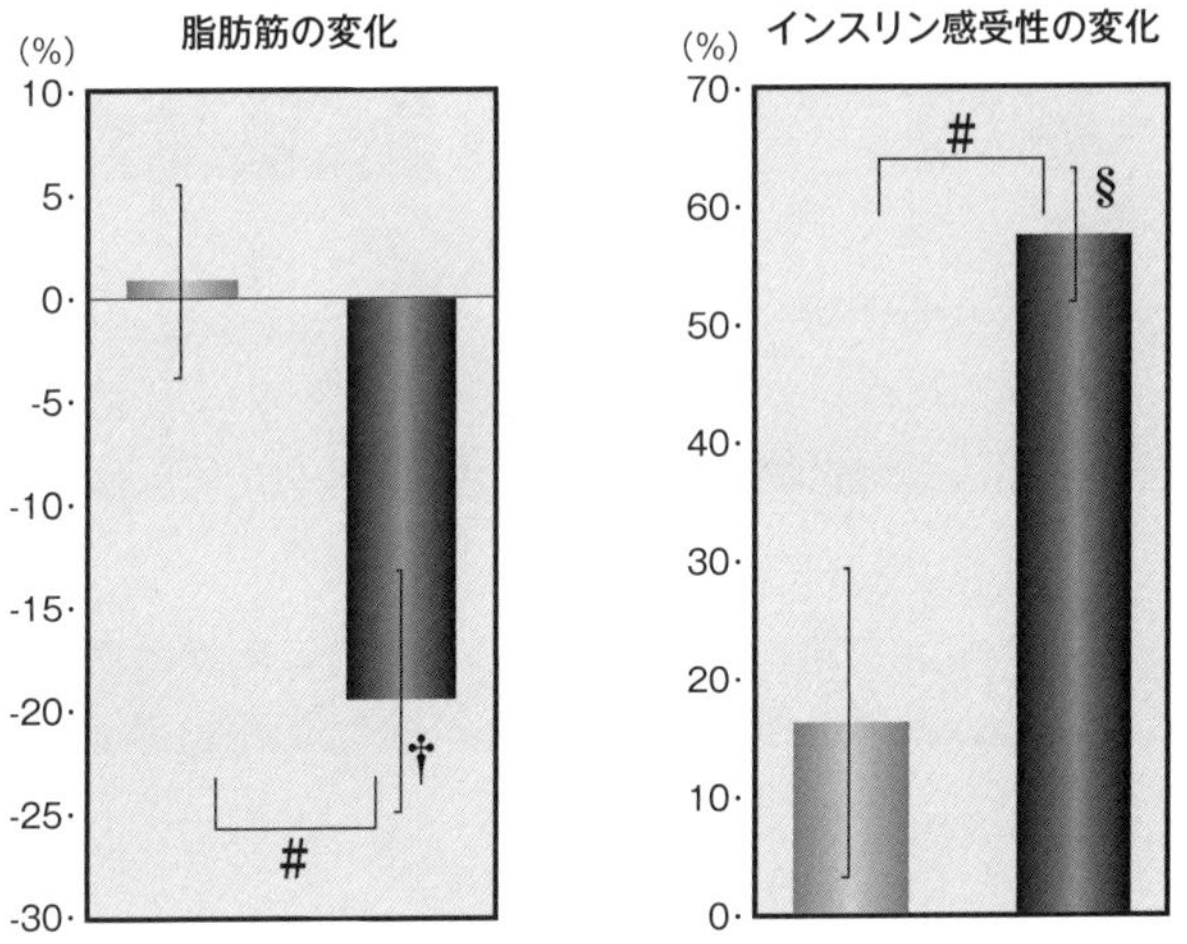

Data are mean ± SE　食事療法群　食事＋運動療法群
§ P<0.0001，† P<0.03（vs.ベースライン）
# P<0.03（食事療法 vs. 食事＋運動療法）

注　「インスリン感受性」とは、インスリンの血糖を下げる働きをいう。
Tamura Y, Tanaka Y, Sato F, Choi JB, Watada H, Niwa M, Kinoshita J, Ooka A, Kumashiro N, Igarashi Y, Kyogoku S, Maehara T, Kawasumi M, Hirose T, Kawamori R: Effects of diet and exercise on muscle and liver intracellular lipid contents and insulin sensitivity in type 2 diabetic patients. J Clin Endocrinol Metab 90:3191-3196, 2005.

私たちの研究で、糖尿病のかたに2週間食事・運動療法をおこなった場合にどれくらい異所性脂肪が減少したか計測をおこないました（図27）。そのとき、7名を食事療法だけで、7名を食事療法に運動療法を組み合わせた介入をおこないました。その結果、2週間の間に2％の体重減少が認められました。だい

● 図28 ●……生活習慣の改善による細胞内脂質，インスリン抵抗性を介したメタボリックシンドローム改善メカニズム（仮説）

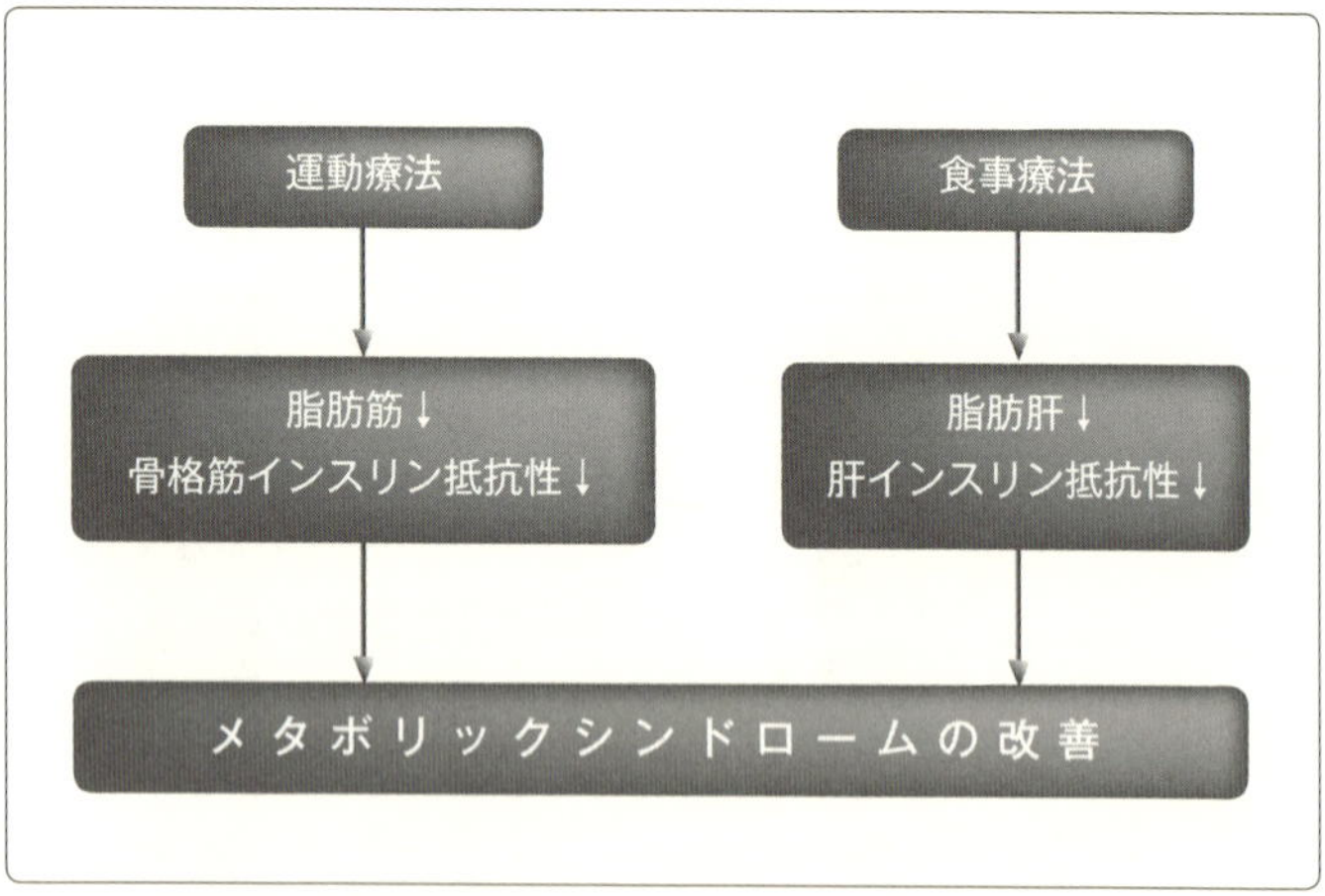

たい60kgだった体重が59kgになる程度の減量です。

しかし、わずか2週間の間に血糖値や中性脂肪といったメタボリックシンドロームのパラメーターは劇的に改善しました。そのときの異所性脂肪やインスリン抵抗性を計測したところ、脂肪筋や筋肉のインスリン抵抗性は食事療法だけではほとんど変わらなかったのに対して、そこに運動療法を組み合わせるとわずか2週間の間に脂肪筋は20％減少し、インスリン抵抗性も劇的に改善することがわかりました。脂肪筋が改善したのはどんな人であったかを解析すると、入院後に歩数が多くなった人ほど脂肪筋が改善していることがわかりました。その一方で、肝臓については、両群とも同等に脂肪肝が改善しました。驚いたことに、たった2週間でも脂肪肝は25～30%も改善するということが明らかとなりました。

その後、今度はＢＭＩが30kg／㎡を超える、糖尿病がない肥満症のかたを同様に減量するとどうなるかを調査しました。その結果、平均１００kgあった体重が３か月の食事療法で94kgまでの減量に成功しました。それとともに、血圧、血糖、中性脂肪といったメタボリックシンドロームのパラメーターはすべて改善を認めました。異所性脂肪を計測したところ、脂肪筋、筋肉のインスリン抵抗性は変わりませんでした。その一方で脂肪肝は40%も減少して、肝臓のインスリン抵抗性もほとんど正常レベルまで改善しました[27]。

これらの研究結果から、

①食事療法はおもに肝臓の、運動療法はおもに筋肉の異所性脂肪を減らすのに有効である
②体重が標準体重に戻らなくても、意外なほど短期間に異所性脂肪は減らせる
③異所性脂肪の減少が、メタボリックシンドロームの改善と関連している

ということがわかってきました（図28）。

3…異所性脂肪をもとにした治療の考えかた

これらのことを治療に生かすとすれば、次の二つのことが言えると思います。

①やせればよいという考えで食事療法をおこなうだけでなく、運動療法もおこないましょう。

食事療法だけをしてもある程度はよくなるかもしれませんが、筋肉の質はよくなりません。運動をして筋肉の異所性脂肪を落として、筋肉のインスリン抵抗性を改善すればメタボリックシンドロームをよりよくする可能性があります。たとえば、先ほど紹介した１００kgの人がやせたデータでもすべての数値が改善したわけではなく、ＨＤＬ-コレステロールは変化しませんでした。ＨＤＬ-コレステロールは運動を長期間続けた場合に増加することが知られており、そのため増加しなかったのだろうと考えられます。

②体重をまず５～10％減らすことを目標にしましょう。

この程度の体重減少でも、異所性脂肪を大幅に減らし、メタボリックシンドロームを改善することがある程度可能です。標準体重（ＢＭＩが22になる体重。身長（m）×身長（m）×22で求めます。39～40ページ参照）に戻すのは困難な場合が多いですが、体重減少の第１の目標として、異所性脂肪を落とすことを目標に食事・運動療法を進めてみましょう。異所性脂肪を解消するには、結局のところは食事・運動です。その内容ややりかたについては前述しておりますのでここでは省略しますが、血圧や糖尿病などいろいろと持病をもっていらっしゃる人も多いと思いますので、事前にかかりつけ医に相談してから運動に取り組むようにしましょう。

4…異所性脂肪のはかりかたとフォローアップのしかた

異所性脂肪の測定は、現在のところ研究レベルでおこなわれることがほとんどです。ただし、日ごろの健康診断でも大まかに知ることができます。肝臓の異所性脂肪についてはＡＬＴ（ＧＰＴ）に注目してみましょう。ＡＬＴ（ＧＰＴ）の正常範囲はだいたい35IU／Ｌ以下となっていますが、私たちの研究からは30を超えたあたりで脂肪肝が疑われてきます。それから、インスリンの効きが悪いと中性脂肪が上昇し、ＨＤＬ-コレステロールが低下します。これらの検査結果がそろっているようでしたら、脂肪肝、脂肪筋になっていることが疑われます。

歩行数を上げるのと同時に、食事療法をおこなって体重やウエストサイズを計測してフォローアップをしてみましょう。体重が減少していき、ウエストサイズが減少すれば、まず異所性脂肪やインスリン抵抗性が改善していると考えられます。

もし、採血を定期的におこなう場合はＡＬＴ（ＧＰＴ）、中性脂肪、ＨＤＬ-コレステロールに注目してみてください。体重が減り始めて1か月もすれば、ＡＬＴ（ＧＰＴ）・中性脂肪は低下している場合が多いです。これは、肝臓の異所性脂肪が少なくなっている一つのサインと考えられます。ＨＤＬ-コレステロールについてもみてみましょう。もしあまり変化がない場合は、運動が足りていないかもしれません。このように、長い目でみたら標準体重近くまで低下させることがベストではありますが、まずは第1目標として異所性脂肪にも注目して、メタボリックシンドロームの改善をめざしてみましょう。

3 行動療法――行動を変えて治す

昨年よりメタボリックシンドロームに対する特定健診・特定保健指導の実施が始まりました。皆さんのなかでも「肥満は糖尿病や心臓病の悪化につながるから、がんばってダイエットしてください」と、病院の先生や会社の保健師さんから指導を受けたかたが数多くいると思います。ただ、そのあとで実際に減量に成功したかたはあまり多くないのではないでしょうか。むしろ、「肥満が健康に悪いことはすでに知っている。好きで太っているわけじゃない」と思ってしまいませんか？

また、肥満や糖尿病の講演会で偉い先生の話を聴いて、家に帰ると「今日はためになる話だった。もう少し気をつけなくちゃあ」と反省しますが、その一方でテレビを見ながらお菓子を口に運んでいませんか。これも、ご本人は「食べ過ぎると太るし、それが悪い」とわかっているのですが、「やめることができない」のです。われわれ医療者は教育や指導で満足し、患者さんは知識の増加で満足しがちですが、実際のところ知識の増加は必ずしも有効な減量にはつながりません。つまり、重要なのは知識の量ではなく、いかに行動に移し継続するか、ということなのです。

肥満症治療の行動療法とは、これらの前提に立って皆さんの生活習慣に介入し、その改善をはかるものです。そのためには、なぜ太るのか、なぜやせられないのか、食事や生活のどこに問題があるのか、を患者さん自身が気づき、行動の実行・修正によって「体重が減った、血糖値が下がった」などを体感することが重要です。この節では、皆さんの行動を〝変える〟ために私たちが実際におこなっている治療方法についてご紹介します。

1…治療の計画

［①食事制限について］

ダイエットを繰り返し失敗した患者さんほどダイエットに関する情報を豊富にもっています し、実際に経験しているかたも多数いると思います。肥満症や肥満糖尿病の患者さんは、「太ったのは食べ過ぎや運動不足のせい」と頭では理解しています。だから病院での肥満症治療というと、「厳しい食事療法を強制される」と思ってしまいます。一方で「そんなに厳しい食事療法ができるくらいなら、こんな病気にはかかっていない」とも考えています。肥満治療を始める際に重要なことは、厳しい食事療法をいきなり実行するのではなく、「なぜ体重が減らないのか判明するまでは今までどおりの食べかたでいきましょう」という姿勢が大事です。

［②ストレスについて］

〝ストレス食い〟ということばもありますが、ストレスは肥満治療の大きな妨げになります。実際にその管理が必要な肥満症患者さんも少なくありません。しかし、肥満症患者さんの食行動のおもな原因が必ずストレスというわけではありません。なかにはストレスを過食の言い訳にしている場合もあります。ストレスの種類やストレスに対する反応などは個人差も大きく、むしろ〝肥満で体重が減らないこと〟が最大のストレスとなっている場合もあります。適切な肥満治療により少しずつでも確実に減量が得られることで、患者さん自身のストレスへの対応が自然と改善されていくことが期待できます。

［③目標体重について］

たとえば身長１６０㎝、体重１００kgの肥満症の患者さんが来院したとします。そこでＢＭＩや標準体重を算出し、「あなたの標準体重は約56kgだから、あと約44kgの減量が必要です」と説明することは意味がありません。あまりにも遠い目標であり、これから減量をおこなううえでやる気を失いかねません。肥満治療の開始に当たっては、さしずめ3～5kgの減量をめざします。この程度の減量でも肥満症の合併症である糖尿病などに与える影響は予想以上に大きいものです。わずかな減量によっても血糖やコレステロール、中性脂肪の数値が改善することを実感できれば、減量に対してさらなるやる気が生み出されます。実際は、日本肥満学会では、肥満症の減量のめやすは、5%で合併症は解消できると推奨しています。

［④治療期間について］

無理やりに急激な体重減少をもたらすことは、リバウンドを招きやすくして長続きしません。肥満症の治療においては、急速な減量ではなく長期的でしかも持続的な減量が必要です。そしてその達成のためには「続ける」ことが最重要であるということを十分認識する必要があります。「1週間に0・5kgの減量は1か月で2kgになり、1年で24kgの減量につながる」といった考えかたで臨みます。

2…食行動質問票

肥満症患者さんの食行動、ライフスタイルを分析すると、肥満特有の食行動の「ずれ」と「くせ」が存在することがわかります。「ずれ」の例としては、「水を飲んでも太る」という認識のずれ、「満腹になっても好きなものは別腹」という満腹感覚のずれ、「自分の食事量はそれほどではない」という摂食量に対するずれなどがあげられます。「くせ」の例としては「目の前に食べ物があれば、つい手が出てしまう」「いらいらするとつい食べてしまう」といったものがあげられ、いずれも食行動の悪いくせです。「ずれ」「くせ」ともに患者さん自身が意識していないことが問題で、そのため日常生活に密着して繰り返され、肥満症治療の大きな阻害要

性別（　男　・　女　）身長（　　　　　cm）体重（　　　　　kg）

③そういう傾向がある　　④全くその通り）

30. ハンバーガーなどのファーストフードをよく利用する。　（　　）
31. 何もしていないとついものを食べてしまう。　（　　）
32. たくさん食べてしまって、あとで後悔する。　（　　）
33. 食料品を買うときには，必要量よりも多めに買っておかないと気が済まない。　（　　）
34. 果物やお菓子が目の前にあるとつい手が出てしまう。　（　　）
35. 一日の食事中，夕食が豪華で量も多い。　（　　）
36. 太るのは運動不足のせいだ。　（　　）
37. 夕食をとるのが遅い。　（　　）
38. 料理は多めにつくらないと気が済まない。　（　　）
39. 空腹を感じると眠れない。　（　　）
40. 菓子パンをよく食べる。　（　　）
41. 口いっぱい詰め込むように食べる。　（　　）
42. 他人よりも太りやすい体質だと思う。　（　　）
43. 油っこいものが好きである。　（　　）
44. スーパーなどでおいしそうなものがあると予定外でもつい買ってしまう。　（　　）
45. 食後すぐでも次の食事のことが気になる。　（　　）
46. ビールをよく飲む。　（　　）
47. ゆっくり食事をとる暇がない。　（　　）
48. 朝食をとらない。　（　　）
49. 空腹や満腹感がわからない。　（　　）
50. おつき合いで食べることが多い。　（　　）
51. それほど食べていないのにやせない。　（　　）
52. 甘いものに目がない。　（　　）
53. 食前にお腹が空いていないことが多い。　（　　）
54. 肉食が多い。　（　　）
55. 食事のときに食べ物を次から次へ口に入れて食べてしまう。　（　　）

◆表23◆……食行動質問票

氏名（　　　　　　　　　　　　　　　　）　年齢（　　　　　）

次に示す番号で以下の問いにお答えください。

（①そんなことはない　　②ときどきそういうことがある

1. 早食いである。　（　　）
2. 太るのは甘いものが好きだからだと思う。　（　　）
3. コンビニをよく利用する。　（　　）
4. 夜食をとることが多い。　（　　）
5. 冷蔵庫に食べ物が少ないと落ち着かない。　（　　）
6. 食べてすぐ横になるのが太る原因だと思う。　（　　）
7. 宴会・飲み会が多い。　（　　）
8. 人から「よく食べるね」と言われる。　（　　）
9. 空腹になるとイライラする。　（　　）
10. 風邪をひいてもよく食べる。　（　　）
11. スナック菓子をよく食べる。　（　　）
12. 料理があまるともったいないので 食べてしまう。　（　　）
13. 食後でも好きなものなら入る 。　（　　）
14. 濃い味好みである。　（　　）
15. お腹いっぱい食べないと満腹感を感じない。　（　　）
16. イライラしたり心配事があるとつい食べてしまう。　（　　）
17. 夕食の品数が少ないと不満である。　（　　）
18. 朝が弱い夜型人間である。　（　　）
19. 麺類が好きである。　（　　）
20. 連休や盆，正月はいつも太ってしまう。　（　　）
21. 間食が多い。　（　　）
22. 水を飲んでも太るほうだ。　（　　）
23. 身のまわりにいつも食べ物を置いている。　（　　）
24. 他人が食べているとつられて食べてしまう。　（　　）
25. よく噛まない。　（　　）
26. 外食や出前が多い。　（　　）
27. 食事の時間が不規則である。　（　　）
28. 外食や出前をとるときは多めに注文してしまう。　（　　）
29. 食事のメニューは和食よりも洋食が多い。　（　　）

因となります。

われわれが患者さんからお話をお聞きする際の要点として、食生活や日常生活のなかから前述した「ずれ」や「くせ」をできるだけ多くつかみとることが重要です。そのうえで、顕在化した「ずれ」と「くせ」を患者さん自身に気づいてもらうことが生活習慣改善の第一歩になります。そこで注意すべきことは「具体的」な質問によるやりとりです。「食事量はどうですか?」とか「間食は?」といった質問のしかたはあまり効果的ではありません。これでは「ときどき……」や「それほどでも……」などどちらともとれる曖昧な答えしか返ってきません。

われわれのグループでは肥満の治療を開始する前に、表23に示すような食行動質問票を患者さんに記入してもらっています。内容はいずれもこれまでにわれわれがおこなってきた肥満治療のなかで、患者さん自身のことばや感想として述べられたものを集め、作成したものです。「買い物に行って必要以上の食物を買ってしまうか」というような質問は、現実的かつ具体的なので、多くの患者さんは抵抗なく質問に回答できます。そして、これらの質問に答える過程で、患者さん自身が「言われてみれば確かにそうだ」と気づくことが重要なのです。自分自身の「ずれ」や「くせ」が実際の食事場面以外にも存在していることを患者さん自身が気づき理解していきます。

3…グラフ化体重日記

一般的に肥満症患者さんの多くは自分の体重をあまり測定しないのが現状です。体重測定を嫌がっている患者さんもいます。その意味では、毎日体重を測定し肥満しているという現実に直面することは行動療法の第一歩でもあります。

われわれが実際に使用しているグラフ化体重日記を図29に示します。この方法により、

● 図29 ●……体重日記記載の実際

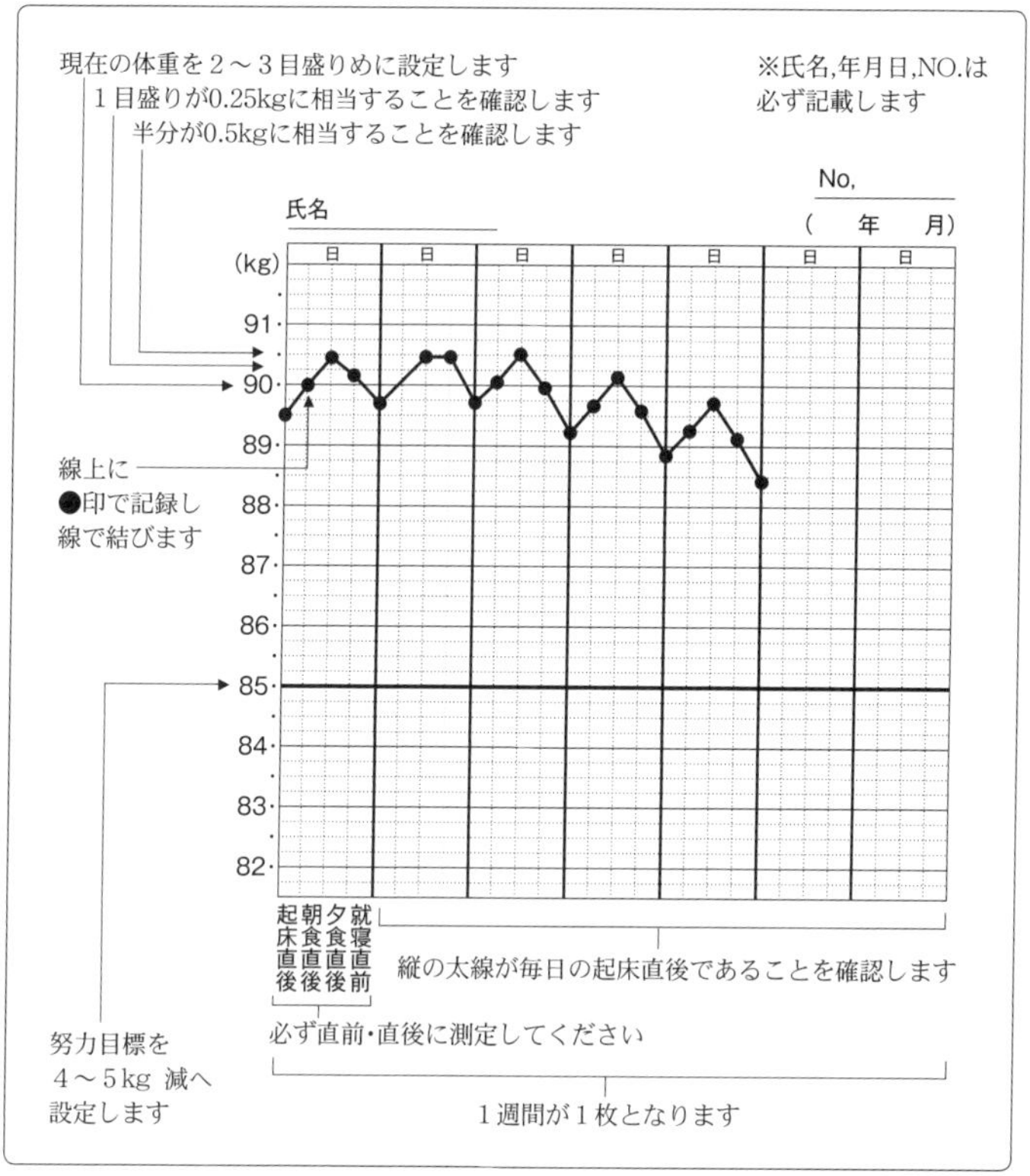
現在の体重を2～3目盛りめに設定します
1目盛りが0.25kgに相当することを確認します
半分が0.5kgに相当することを確認します
※氏名,年月日,NO.は
必ず記載します
No,
氏名
(　年　月)
日
(kg)
91
90
89
88
87
86
85
84
83
82
線上に
●印で記録し
線で結びます
起床直後
朝食直後
夕食直後
就寝直前
縦の太線が毎日の起床直後であることを確認します
必ず直前・直後に測定してください
努力目標を
4～5kg 減へ
設定します
1週間が1枚となります

患者さん自身が食事量、食事内容、生活様式など食生活を左右する因子を把握することができます。

A　方法

体重は、起床直後、朝食直後、夕食直後、就寝直前の1日4回測定します。この測定時間は食行動やライフスタイルによって変動が起こりやすい時間であり、かつ日によって測定誤差の少ない時間が当てられています。また基本的にすべて自宅で測定できる時間でもあります。記録開始後は間食や夜食などを含めて今までどおりの食生活を続け、体重変動を正確にグラフに記入します。起床時までには必ず前日の体重がなぜ増えたか、あるいは減ったか、体重波形をじっくり見直して把握します。

B　評価

重要なことは1週間の体重変化ではなく、毎日の体重の増減がその日の食行動に対応してどう変化しているかを知ることです。通常、皆さんの体重は1日のなかで1kg前後変動していま す。まず、予想した以上に1日の体重変化が大きいこと、夕食の内容や時間によって翌日起床直後の基本体重が影響を受けていることなどに注目します。

正常な体重の日内変動は「食べれば増え、食べなければ減る」という簡単な原則です。ある程度規則正しい生活であれば、1日のなかで起床直後が最も体重が少なく、夕食直後に最も体重が増え、体重日記はノコギリの歯のような波形が記録されます。この原則からはずれた波形となった日は、その日の食生活を含めた日常生活に何か問題があったと判断します。また、起床時の体重が前日の起床時と比べて増加したか減少したかも注目すべきポイントです。増加していれば、前日の食生活あるいはライフスタイルが体重減少にとって好ましくなかったことを意味しています。

　このとき、「その日の食事量は少なかった」としても、実際に体重が増加していればその原因を振り返ってよく考えてみます。体重の増減には、食事時間や運動量などの因子が関与しているからです。この、自ら「振り返る」ことが最も重要です。体重増加や波形の乱れを自らが自覚、理解し、その原因を具体的にあげることができるようにします。

4…咀嚼《そしゃく》法

　肥満症患者さんの大多数は〝早食い〟です。〝早食い〟は正常の満腹感からはずれた過食の原因になります。小児期から習慣化した〝早食い〟の矯正は困難であり、長期にわたる練習によってその習慣化が必要になります。早食いの修正には咀嚼法が有用です。食事の際に一度口に入れたものを30回咀嚼してから飲み込むというものであり、29回や31回の咀嚼でも不可とします。1口30回噛みの食事は咀嚼時間の延長に伴って食物本来の歯ごたえや美味しさをもたらします。また咀嚼自体も満腹感を生み、過食の予防や食事量の減少につながります。

まずは、日常生活のちょっとした工夫で体重が落ちることを実感することが重要です。事実、多くの肥満症患者さんは食事時間や間食の制限だけでも、ある程度の減量が得られます。生活の行動を少し変えることで、特別な食事や特別な食品に頼らなくても、普通の食べかたで体重が減ることを実感できれば、さらなる減量にやる気が出てきます。そしてその体験が長期間の減量治療の力の源になります。

4　薬物療法――薬で治す

肥満には糖尿病、脂質異常症、高血圧、冠動脈硬化症などの合併が高率にみられます。これらの合併症には医学的な治療が必要なわけですが、日本肥満学会は肥満にこれら合併症を併発してもそれが初期の場合は、肥満症として減量治療をすることを勧めています。メタボリックシンドロームの血糖異常、脂質異常、血圧異常などは薬物療法を適用する前の異常です。これらの個々の異常も減量によって正常化します。すなわち、肥満症とメタボリックシンドロームの治療の特徴は、高血圧症、糖尿病、脂質異常症をそれぞれ個別に治療していた今までの病気の治療とは異なり、減量によって一つ以上の病気が改善または正常に戻ることです（図30）。

● 図30 ●……肥満症・メタボリックシンドロームの治療の特徴

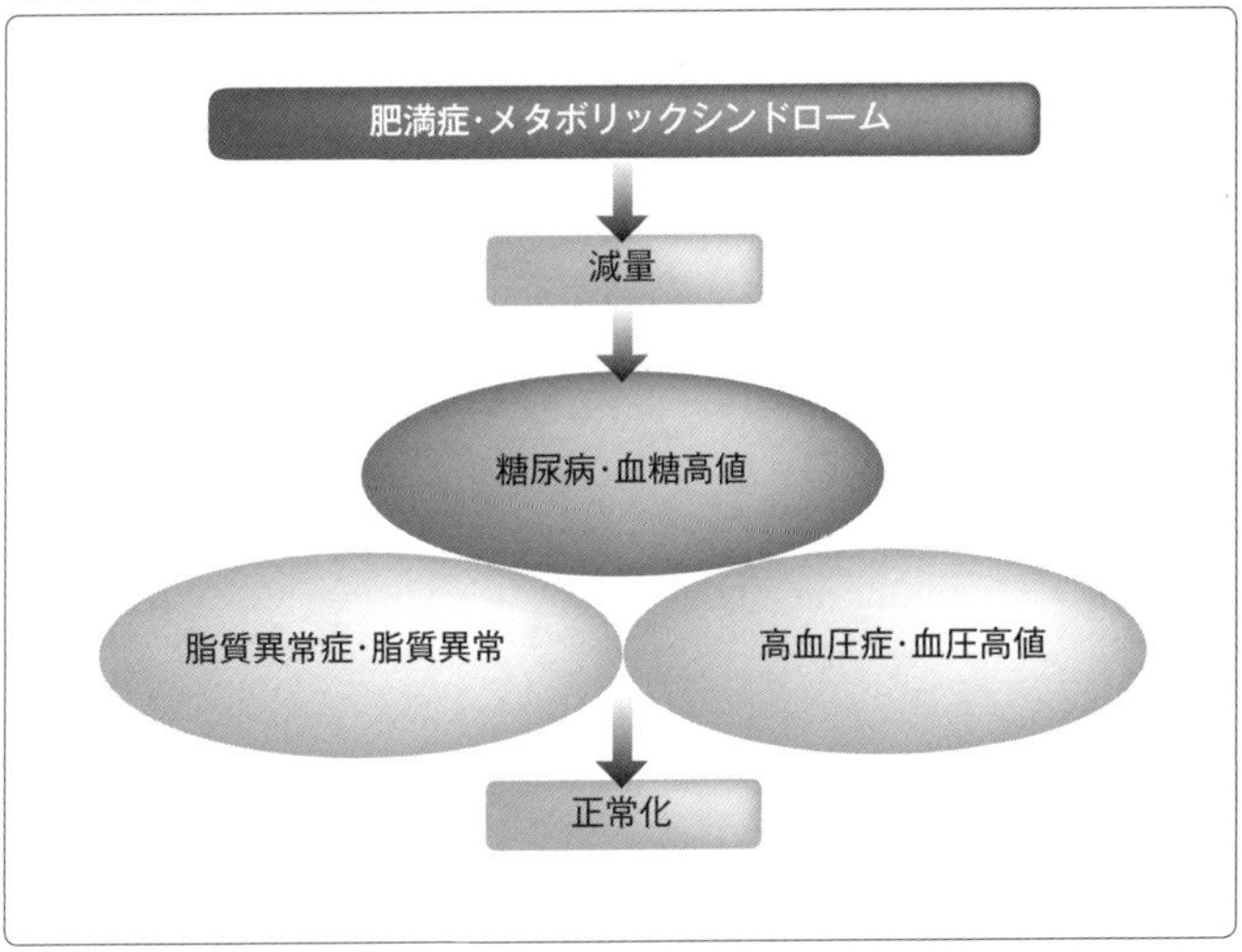

肥満症およびメタボリックシンドローム治療の基本は食事療法と運動療法ですが、これらのライフスタイルの修正のみでは長期間は対応できない例も多く、肥満症の場合薬物療法が必要となると認識されています。

肥満の薬物療法は、１９４０年代から、食欲抑制剤としてアンフェタミンおよびその誘導体の導入以来実用化されてきましたが、１９７０年代までに認可された薬剤は、短期的な使用のみ（通常3か月以内）が許可されています。副作用のため使用中止になった薬剤があることや、治験期間が短期的なことなどが根拠になったと推定されます。１９９０年代に日本ではマジンドール（薬品名：サノレックス）が短期間だけの使用を許可される肥満の薬として使用できるようになり、今も使用されています。

1990年代に入って国際的に、軽度（5〜10％）の体重減少により、肥満に伴う糖尿病・高血圧・脂質異常症の改善や正常化がみられるという報告が相次ぐようになり、肥満症の治療の概念が改まりました。以前のように過剰体重を標準体重に戻すことを求めるのではなく、肥満に伴う病態の改善が肥満症の治療であるという概念が確立しました。そして1996年、米国食品薬品局（FDA）から肥満症薬（抗肥満薬）の認可基準としてBMI30以上の肥満患者あるいはBMI27以上で肥満の合併症（糖尿病・高血圧・脂質異常症）を有する過体重者を対象として、

①1年以上にわたる5％以上の体重減少

②肥満に伴う合併症（糖尿病・高血圧・脂質異

◆ 表24 ◆……肥満症薬の作用別分類

1）中枢性食欲抑制薬
①脳内アミン作動薬 マジンドール，フェンテルミン，シブトラミン， フェンテルラミン（デクスフェンテルラミン），フルオキセチン ②ペプチドホルモン・蛋白，受容体アゴニスト or アンタゴニスト ③短鎖有機酸アゴニスト ④レプチンアゴニスト
2）吸収阻害薬
①糖質吸収抑制剤：アカルボース，ボルギボース ②脂質吸収阻害剤：リプスタチン
3）脂肪合成阻害薬
4）インスリン分泌抑制薬：イミダゾール
5）代謝促進薬：β_3-アドレナリン受容体アゴニスト

常症）の改善

③生活の質（QOL）の改善

という条件が提示されました。今後このように長期間にわたって使用できる肥満薬が開発されていくものと考えられます。

1…マジンドール（薬品名：サノレックス）

覚醒剤に指定されているアンフェタミンは脳の神経と神経をつなぐシナプスというところで神経末端からノルアドレナリンの放出を促進し、アドレナリン受容体を刺激して食欲を抑制する作用を発揮しますが、神経細胞内でのノルアドレナリン合成が阻害されるためにノルアドレナリンの枯渇を招き、中枢興奮作用をもたらします。一方、マジンドールはノルアドレナリンの合成を阻害しないで神経細胞内への再摂取のみを阻害することにより、ノルアドレナリンを長期的また効果的にアドレナリン受容体に作用させるので、覚醒作用や依存性もほとんどなく、比較的長期に服用可能です。この薬物には視床下部にある満腹感によって摂食を停止させる満腹中枢を刺激し、空腹感によって摂食を引き起こす摂食中枢を抑制する直接的な作用も認められています。

臨床研究では1～3㎎／日投与で、14週平均4・56kg、肥満度で9・23％の減少が報告されています。副作用として、口渇感、便秘、胃部不快感などがみられますが、重篤なものはほとんどありません。現在、肥満度70％以上、もしくはＢＭＩ35以上の高度肥満に対して、医師の処方により3か月以内の使用が認められています。

5 外科治療――外科手術で治す

1…外科治療ってなんですか？

外科治療とは手術ということと全く同じ意味でしょうか？　違うのです。肥満症の外科治療とは手術という手段を用いて、あるいは手術を治療の中枢にすえて進めていく治療法と言えます。手術は、人間の身体にメスを入れたりして侵襲を加え、患者さんに苦痛を与えることになるので、できることなら避けたいものです。しかし、患者さんの病気や苦痛を治療するためには、この方法を用いなければならない場合があるわけです。したがって、外科治療法を導入する明確な理由となる病状である場合に限っておこなわれるものです。

2…肥満の外科治療とはどういうことをするの？

それでは、肥満の外科治療法とはどういうことでしょうか？　肥満に手術ってどういうことをするのでしょうか？　手術をする目的の代表的なものをあげてみると、まず、体の中にあるか、または体の中に生じた身体に損害を及ぼすものを取り除くことがあげられます。たとえば、各種の手術で大きなものではがん、小さいものではおできの膿を出す手術などがこれに当たります。次に、体の器官が何らかの原因で正常な形になっていないか、機能していない場合にこれを矯正することがあります。多くの心臓、血管手術、整形外科の手術など多岐にわたります。多くの手術はこのような目的でおこなわれますが、肥満の手術の場合はやや特異と言えます。というのは、身体を健康に保つためや異常な状態を改善するために、正常である消化管に手術操作を加えて、それらの機能を削減する異常状態をつくることをするのです。あとに詳しく述べますが、身体の健康を保つために、胃を小さくして食事摂取を抑えたり、腸に操作して消化吸収能力を削減したりして、エネルギー摂取量を減らすようにするのです。

3…脂肪を取り去る手術は肥満の外科治療ですか？

答えはイエスともノーとも言えます。イエスという理由は手術の対象となる人が、多くの場合肥満しているためです。ノーの理由は、この手術が肥満症という病気を治療するという目的をもたず、またその効果もないためです。脂肪吸引術は腹部や大腿部など皮下脂肪がたまりやすい部位の脂肪組織を取り去ることにより、体型を整えるための美容整形外科領域の手術であり、メタボリックシンドロームや肥満症という病気を治すという使命をもっておこなわれるものではありません。しかし、この手術は美容的手術だけでは片づけられない面もあるのです。手術により身体能力が伸びたり、精神的に健常化したり、社会生活適応能力が向上したりなどの大きな役割をもつことはないとはいえません。

4…どのような肥満が外科治療の対象になるの？

外科治療の先進国は米国をはじめとする欧米諸国です。長らく多くの手術をしている彼らの経験から、手術の対象になる肥満はＢＭＩ40以上またはＢＭＩ35以上で、合併する疾患（糖尿病、高血圧、脂質異常症、動脈硬化、脂肪肝、睡眠時無呼吸症候群ほか）が重症で、複数抱えているものが対象になっています。ところで、彼らの肥満の範疇は日本人のそれと異なっています。つまり、欧米人の肥満の基準はＢＭＩ30以上であるのに対して、日本人の場合はＢＭＩ25以上と決められています。なぜかというと、日本人の場合、欧米人よりも肥満度が低いのに、先に述べた合併疾患が起こりやすいという人種的な特徴があるからです。したがってわれわれ日本人の肥満症に対する外科治療の対象となる目安は、ＢＭＩ35以上の肥満度であることが基本的な線と言えるでしょう。ただし、ＢＭＩ30以上の肥満度でもその合併疾患が重症で、その治療上十分な減量を急がれる場合には対象になると考えてよいと思います。

5…肥満の手術は世界で今どのくらいされているの？

肥満者の数の増加は世界中に著しく蔓延してきて、ＷＨＯではその広がりの速さと深刻な事態を感染症による疫病の広がりに値するものと警告を発しています。特に肥満度の高い群ほどその増加率が著しいという特徴があります。したがって高度肥満者に対する治療法である手術がおこなわれることも多くなってきています。国際肥満外科連盟（ＩＦＳＯ）の手術数集計をみると、２００３年には世界で年間約14万例もおこなわれているという報告でしたが、２００８年には年間約34万例にもなっていますので、5年間で2・5倍近くの増え方になります。このなかで何といっても手術数が多いのは肥満大国と言われる米国で、２００８年だけで世界の総手術数の3分の2に当たる22万例くらいがおこなわれました。対照的に手術数が少ない国として日本があげられます。これまでおこなわれてきた手術総数で５００例に満たない状況です。

6…どのように手術はされるの？

食事摂取量を減らしたり、消化吸収能力を削減したりして体内に取り込むエネルギー量を少なくするねらいで手術はおこなわれますので、おもに胃や小腸の手術をすることになります。したがって消化器外科領域の手術であり、開腹手術として長い間おこなわれてきました。高度肥満の患者さんの腹壁は当然ながら分厚く、開腹、閉腹操作に大きな手間がかかるだけでなく、術後に傷の治りが悪く、ヘルニアの合併症など難題の多い手術でした。外科医も当然敬遠したいわけですし、患者さんもためらいが多い手術でした。

１９９０年ごろに普及し始めた腹腔鏡下手術は、消化器外科領域では当初ほとんどが胆嚢摘除術を目的におこなわれていました。１９９５年ごろになってこの手術法の器械の進歩が著しく、肥満症手術に及んできました。先に述べた肥満症開腹手術の難問が解決されることも多く、手術数が急増した大きな原因になったと思われます。今では腹腔鏡下手術の恩恵を受けている手術の最たるものの一つであり、米国での腹腔鏡下手術のなかで最も多いものは、肥満症に対する手術になっています。

7…どんな手術があって、どれがいいのかな？

肥満症の手術はさまざまな方法が提唱されてきました。その多くは減量効果、減量維持能力、手術後合併症などの問題があって、長期にわたって多くの人に支持されることなく、消えていきました。現在おもにおこなわれている手術について述べていきますが、この手術が１００％完璧な方法であるというものはないと言っておきます。それでも、重症肥満患者さんには唯一治療可能な方法として、外科治療が広まっているわけです。ここではそのなかでも、手術の安全性、有効性から世界で多くおこなわれている方法を述べていきます。

［①胃バイパス術（図31）］

現在世界で広くおこなわれている手術のなかで、最も古くから続いており、今でも、最も信頼されている手術の一つです。胃の入り口近くに約30㎖の小さな胃の袋（胃嚢）をつくり、食事を多くとれないようにします。さらにそこから、食べたものの大部分が胃の中を通らずに、小腸の途中の部位に直接流れ込むように、バイパスルートをつくってしまう方法です。食事摂取量を抑えて、消化吸収能力を減衰させるため、減量効果、減量維持効果ともに高く、長く主流を占めている手術の所以です。この手術の欠点は、超高度肥満の患者さんにおこなうので手術操作が手技上難しく、切離や吻合《ふんごう》がうまくいかないと致死的な副作用を引き起こします。また、胃のほとんどがバイパスされて、術後に胃カメラやレントゲン検査が難しい状態になります。そのために、胃がんの多いわが国では問題点としてあげられています。また、術前にヘリコバクターピロリ菌が陽

● 図31 ●……胃バイパス術

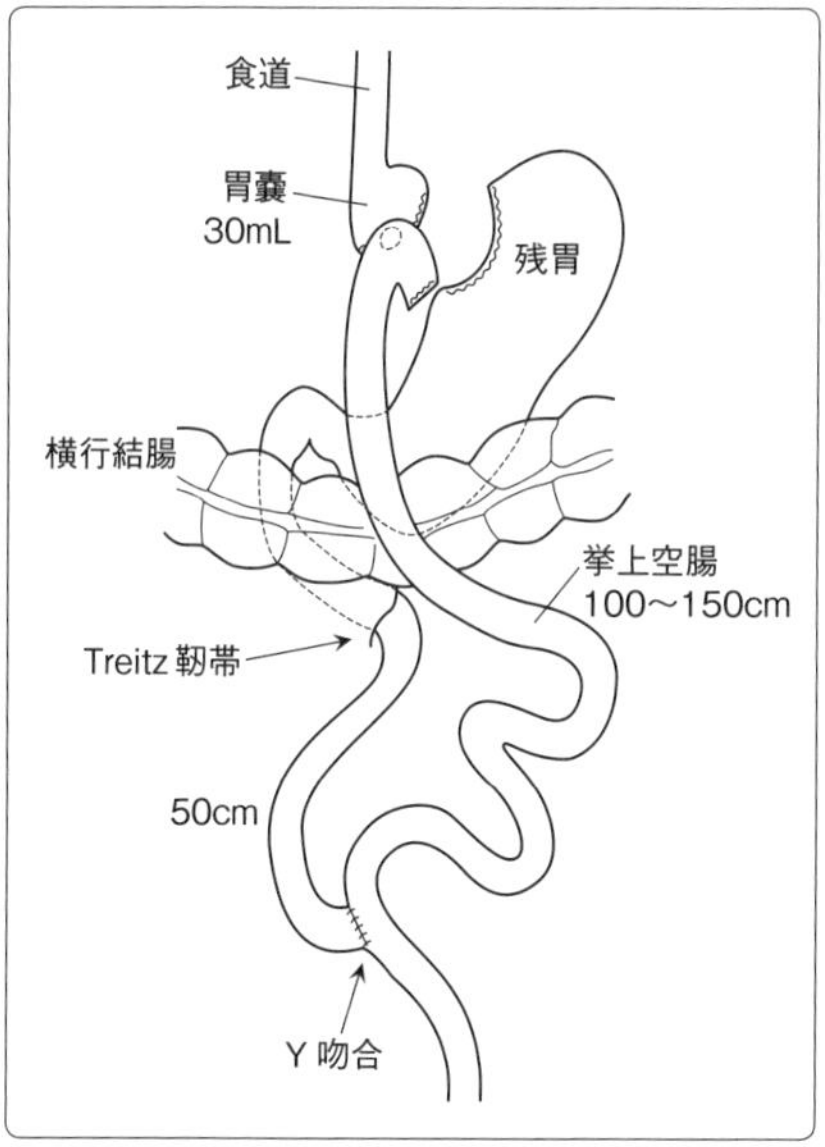

性の患者さんの場合には除菌が求められます。

［②胃バンディング術（図32）］

胃の上部に約30mLの容量の胃嚢をつくるように、特製のバンドを胃のまわりに巻きつける方法です。バンドの内側がバルーン構造になっていて、術後そのバルーンを通してバンドの締め具合を調節することができる機能があるために、食事のとりかたに注意を喚起することができますし、食行動を改善できます。手術そのものは最も安全で簡単にできますが、術後のバンド調節を中心とする通院管理が大きな役割をもちますので、患者さんにはその面での負担が多くなります。また、体の中にバンドという異物が恒久的に入るための問題はいつもつきまといます。具体的には、バンドがずれてしまったり、胃壁を損傷して胃穿孔を起こしたりというようなことです。術後の減量効果では、どうしても胃バイパス術などほかの術式と比べて見劣りする傾向は否めません。しかし、手術そのものの患者さんへの侵襲は少ないというメリットと、バンドをはずせばもとに戻せるということで近年世界での症例数は増えています。

［③スリーブ型胃切除術（図33）］

胃の形をスリーブ（袖）状にして食事摂取量を抑えようとするもので、比較的新しい術式なのですが、世界で急速に広がっている方法です。胃がんが多いわが国でも好まれているのは、術後の胃精査が容易であることもありますが、何よりも減量効果が期待以上に良好であることにもよります。しかし、長期にわたっての減量維持効果についてはいまだ十分な検証がなされていないという問題が残ります。

このほかにも、胃縮小術の範疇に入る胃形成術の各種や食物ルートと消化液ルートを分断して消化能力を減弱させる胆膵バイパス術などがよく知られている方法です。

●図32●……胃バンディング術

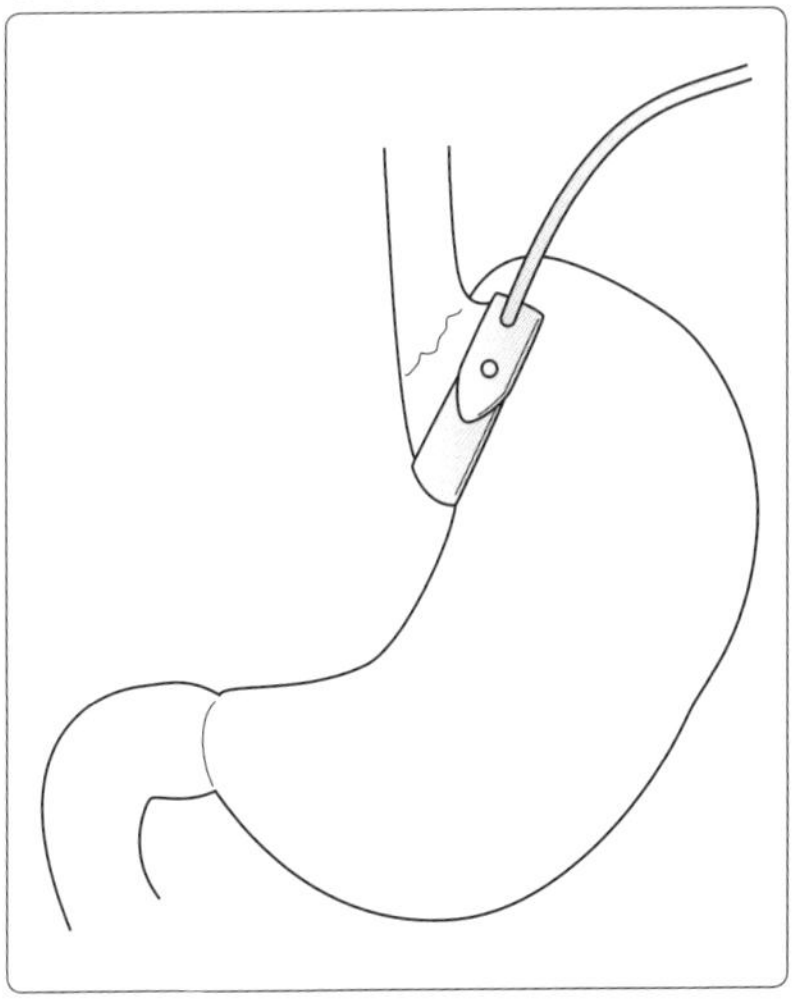

●図33●……スリーブ型胃切除術

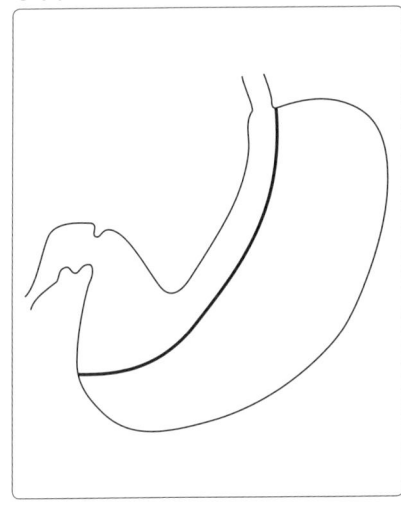

8…手術後の食事はどうなるの？

もちろん術後にも食事はとらなければなりません。しかし、肥満者に独特の大食い、早食い、噛まずに飲み込む、偏食などの食事のしかたを変える必要があります。特に、よく噛む習慣を身につけることが、肥満症手術の目的とも言えるくらい、術後には食べかたの変化を求められます。油ものや甘いもの好きなど嗜好の変化は手術後みられることがありますが、日常生活でバランスがとれた食事をすれば問題ありません。

9…手術は保険が利きますか？

肥満症に対する胃縮小術（胃形成術、胃バイパス術、スリーブ型胃切除術など）は保険診療の対象になっていますが、現状では開腹下の場合に限られます。今世界で広くおこなわれている腹腔鏡下手術での保険診療認可が待たれますが、２０１０年度から、腹腔鏡下スリーブ型胃切除術に限って、認可された特定の施設で混合診療が認められました。つまり、手術料（約28万円）のみが自費払いで、麻酔、入院、検査、薬品などそれ以外の費用については保険が使えるというわけです。

【参考文献】

1)日本動脈硬化学会『動脈硬化性疾患予防のための脂質異常症治療ガイド　２００８年版』P.92、２００８年、協和企画。
2)田仲秀明「沖縄クライシス～欧米型生活習慣のツケ～」『沖縄県医師会報』沖縄県医師会、２００６年10月号、P.67～74。
3)日本肥満学会肥満症治療ガイドライン作成委員会「肥満症治療ガイドライン２００６」『肥満研究12』、臨時増刊号。
4)日本肥満学会肥満症診断基準検討委員会「新しい肥満の判定と肥満症の診断基準」『肥満研究６』P.18～28、２０００年。
5)日本肥満学会肥満症のてびき編集委員会「肥満・肥満症の指導マニュアル」１９９７年、医歯薬出版。
6)Tokunaga K, et al : A novel technique for the determination of body fat by computed tomography. Int J Obes 7: 437-453, 1983.
7)Fujioka S, et al: Contribution of intra-abdominal fat accumulation to the impairment of glucose and lipid metabolism in human obesity. Metabolism 36:54-59, 1987.
8)津田謹輔『健康科学―知っておきたい予防医学』P.８、２００８年、丸善。
9)財団法人厚生統計協会『国民衛生の動向２００９』P.71、２００９年。
10)日本糖尿病学会『科学的根拠に基づく糖尿病診療ガイドライン　改訂第2版』P.94、２００８年、南江堂。

11）日本肥満学会編集委員会『肥満・肥満症の指導マニュアル　第2版』、P.１４１、２００１年、医歯薬出版。
12）日本高血圧学会高血圧治療ガイドライン作成委員会『高血圧治療ガイドライン　２００９』、P.34、２００９年、特定非営利活動法人日本高血圧学会。
13）日本痛風・核酸代謝学会ガイドライン改訂委員会『高尿酸血症・痛風の治療ガイドライン　第２版』P.34、２０１０年、メディカルレビュー社。
14）Kuriyama S, et al. Obesity and risk of cancer in Japan.
15）Levine JA, McCrady SK, Lanningham-Foster LM, Kane PH, Foster RC, Manohar CU: The role of free-living daily walking in human weight gain and obesity・Diabetes 57:548-554, 2008.
16）Int J.Cancer :113, 148-157, 2005.
17）厚生労働省研究班「多目的コホート研究（JPHC 研究）」２００８年、Preventive Medicine:48,128-133,2009.
18）Kuntsson A. Health disorders of shift workers. Occup Med. 2003;53:103-108.
19）Sookoian S. Effects of rotating work on biomarkers of metabolic syndorome and inflammation. J Intern Med. 2007;261:285-292.
20）厚生労働省 Web ページ（２００７年12月18日発表） http://www8.cao.go.jp/wlb/government/pdf/indicator.pdf
21）Kamioka H, et al. Effectiveness of comprehensive health education combining lifestyle education and hot spa bathing for male white-collar employees: a randomized controlled trial with 1-year follow-up. J Epidemiol. 19:219-230,2009.

22) 矢野博己「疲れと休みを科学する」、上田伸男編共著、『動く、食べる、休む　Science ―健康づくりの生理学』P.１０３～１２５、２００１年、弘学出版。

23) Lack LC, et al. Chronobiology of sleep in humans. Cell Mol Life Sci, 2007;64:1205-1215.

24) 鏡森定信「温泉を利用した健康増進と疾病予防」、『新入浴・温泉療養マニュアル』P.28～32、２００７年、日本温泉気候物理医学会編。

25) Kamioka H, et al. Effectiveness of aquatic exercise andbalneotherapy: A summary of systematic reviews based on randomized controlled trials of water immersion therapies. J Epidemiol. 20;2-12, 2010.

26) 倉林均「上手な入浴法と湯あたり・入浴事故の防止」前掲書24)、P.16～19。

27) Sato F, Tamura Y, Watada H, Kumashiro N, Igarashi Y, Uchino H, Maehara T, Kyogoku S, Sunayama S, Sato H, Hirose T, Tanaka Y, Kawamori R: Effects of diet-induced moderate weight reduction on intrahepatic and intramyocellular triglycerides and glucose metabolism in obese subjects. J Clin Endocrinol Metab 92:3326-3329, 2007.

••● は ●••

••● ま ●••

・・● た ●・・

・・● な ●・・

••● さ ●••

索　引

A~Z

あ

監修・執筆者一覧

●監修・執筆

井上修二……桐生大学副学長兼医療保健学部長
（はじめに／第3章／第6章-4）

上田伸男……聖徳大学人間栄養学部人間栄養学科教授
（第4章-1／第5章-1／第6章-1）

岡　純……東京家政大学家政学部栄養学科教授
（第2章）

●執筆（執筆項目順）

宮崎　滋……東京逓信病院副院長・内科部長
（第1章-1）

白井厚治……東邦大学医療センター佐倉病院内科学講座教授
（第1章-2）

宮下　洋……東邦大学医療センター佐倉病院内科学講座准教授
（第1章-2）

徳永勝人……みどり健康管理センター副所長
（第1章-3）

田中和子……みどり健康管理センター健診部長
（第1章-3）

田村好史……順天堂大学大学院代謝内分泌内科学・スポートロジーセンター准教授
（第4章-2／第5章-2／第6章-2）

中村　正……川崎病院副院長
（第4章-3）

久保聡子……川崎病院糖尿病内分泌内科副医長
（第4章-4）

上岡洋晴……東京農業大学地域環境科学部教授
（第4章-5／第4章-6）

吉松博信……大分大学医学部総合内科学第一講座教授
（第5章-3／第6章-3）

葛城　功……大分大学医学部総合内科学第一講座助教
（第5章-3／第6章-3）

川村　功……東邦大学医療センター佐倉病院特任教授／下都賀総合病院名誉院長
（第6章-5）

監修者紹介

井上修二（いのうえ　しゅうじ）

１９３８年群馬県生まれ。64年東京大学医学部卒業。73～76年米カリフォルニア大学ロスアンゼルス校（ＵＣＬＡ）に留学し肥満研究に従事。94年国立健康・栄養研究所老人健康・栄養部長、99年共立女子大学家政学部教授などを経て、２００９年より現職。医学博士。国際肥満研究連合元副理事長、日本肥満学会名誉会員（元理事長）。日本肥満学会功労賞、日本糖尿病・肥満動物学会功労賞受賞。叙勲（瑞宝小綬章）。日本の肥満研究の第一人者として幅広く活躍している。「肥満症・痛風の食事指導」（共著・医歯薬出版）、「お医者さんが書いたダイエットの本」（保健同人社）、「医師がすすめるダイエット」（集英社新書）など著書多数。

上田伸男（うえだ　のぶお）

１９５１年静岡県生まれ。77年徳島大学大学院栄養学研究科修了。78年宮城学院女子大学、90年国立公衆衛生院栄養生化学部、93年宇都宮大学教育学部、06年東京医療保健大学を経て、２０１１年から現職。保健学博士、管理栄養士。日本栄養改善学会評議員、倫理委員会委員、日本栄養・食糧学会、日本アレルギー学会などに所属。日本栄養士会「日本栄養士会雑誌」論文委員長、東京都栄養士会広報部会長など継続中。著書に「運動生理学―人体の構造と機能―」（講談社）、「動く・食べる・休む　Science（健康づくりの生理学）」（アイ・ケイコーポレーション）、「食育と食物アレルギー」（少年写真新聞社）、「たべもの・食育図鑑」（群羊社）など。

岡　純（おか　じゅん）

１９４８年福岡県生まれ。73年京都大学医学部卒業。同附属病院で研修医、同大学院医学研究科博士課程で医化学専攻。82年国立栄養研究所（現・独立行政法人国立健康・栄養研究所）入所、核酸代謝研究に従事、米デューク大学派遣留学、室長、応用栄養学研究部長を経て、２００４年より現職、06～09年同栄養学科長。生化学、応用栄養学、臨床栄養学を担当。医学博士。国立健康・栄養研究所名誉所員、日本栄養改善学会理事、日本肥満学会評議員。編著に「栄養科学イラストレイテッド解剖生理学」（羊土社）、「マスター応用栄養学」（建帛社）、共著に「ネオエスカ生化学」（同文書院）、「基礎から学ぶ生化学」（南江堂）など。

肥満《ひまん》とメタボリックシンドローム・生活習慣病《せいかつしゅうかんびょう》
© Shuji Inoue, Nobuo Ueda, Jun Oka, 2011
NDC493 ／ 206p ／ 19cm

初版第１刷―― 2011年7月10日

監修者――――井上修二《いのうえしゅうじ》／上田伸男《うえだのぶお》／岡《おか》　純《じゅん》

発行者――――鈴木一行

発行所――――株式会社 大修館書店

〒113-8541 東京都文京区湯島2-1-1

電話 03-3868-2651（販売部）/03-3868-2266（編集部）

振替 00190-7-40504

［出版情報］ http://www.taishukan.co.jp

装丁者――――中村友和（Rovaris）／カバーイラスト―― 斉藤昌子

本文デザイン――中村友和（Rovaris）

イラスト―――東山和好（りばいぶクリエイツ）

図版作成―――E・R・C

印刷所――――広研印刷

製本所――――司製本

ISBN978-4-469-27003-7 Printed in Japan
Ⓡ本書のコピー、スキャン、デジタル化等の無断複製は著作権法上での例外を除き禁じられています。本書を代行業者等の第三者に依頼してスキャンやデジタル化することは、たとえ個人や家庭内での利用であっても著作権法上認められておりません。

食品解説つき

新ビジュアル 食品成分表 ［新訂版］

新しい食生活を考える会 編著

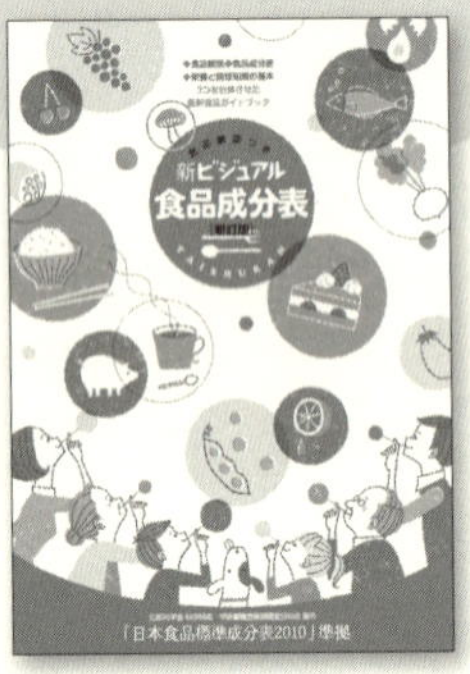

◉B5判・334頁
定価1,050円

食品写真・食品解説を交え、全食品の成分値を収載。「豚肉の生食はなぜ避けるべき?」「“落としぶた”“面取り”って何?」…身近な食品や調理に関する基礎知識も得られる食の総合ガイドブック。

基本食品から
外食メニューまで、
気になる栄養価が
ひと目で
わかります！

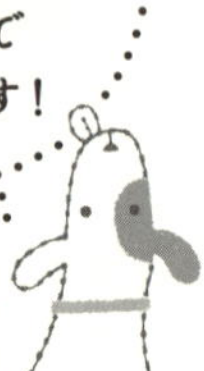

文部科学省 科学技術・学術審議会資源調査分科会 報告
「日本食品標準成分表2010」に
いち早く対応!!

イラスト:ハラダマサミ

大修館書店 書店にない場合やお急ぎの方は、直接ご注文ください。☎03-3934-5131

定価＝本体＋税5％ 2011年6月現在